DE LA

PÉRITONITE HERNIAIRE

ET DE

SES RAPPORTS AVEC L'ÉTRANGLEMENT

DE LA
PÉRITONITE HERNIAIRE

ET DE

SES RAPPORTS AVEC L'ÉTRANGLEMENT

PAR

L.-Gustave RICHELOT,

Docteur en médecine,
Interne lauréat des hôpitaux (1er interne 1867 ; 1re mention 1871 ;
médaille d'argent 1872),
Aide d'anatomie à la Faculté de médecine de Paris,
Membre de la Société anatomique.

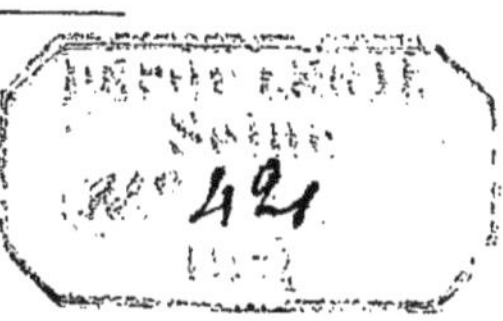

PARIS

LIBRAIRIE J.-B. BAILLIÈRE et FILS,
19, Rue Hautefeuille, près le boulevard Saint-Germain.

1873

DE LA

PÉRITONITE HERNIAIRE

ET DE

SES RAPPORTS AVEC L'ÉTRANGLEMENT

INTRODUCTION

I.

En essayant de discuter un des points les plus obscurs de l'histoire des hernies, nous n'avons pas la prétention de lever toutes les difficultés qui se présenteront devant nous. Les questions les plus vieilles de la chirurgie, celles qui s'offrent le plus journellement à notre étude, ne sont pas toujours les mieux connues; et, sur un chemin sans cesse exploré depuis des siècles, à chaque pas nous nous heurtons à des faits inattendus, pour lesquels la théorie n'a rien prévu, contre lesquels la pratique reste impuissante. Aussi, dans beaucoup de cas, le clinicien, n'osant appliquer un précepte que ses souvenirs classiques lui fournissent, mais que son tact lui défend de suivre aveuglément, ne possède-t-il d'autre ressource qu'une chirurgie d'instinct.

Les hésitations de la pratique sont dues bien souvent
à la connaissance incomplète des causes. Quel rôle
attribuer, dans les symptômes locaux d'une hernie irréductible, à l'inflammation des tuniques de l'intestin, à
la compression des nerfs sympathiques? Quelle part
revient, dans les troubles fonctionnels, à l'action réflexe
dont ces nerfs sont l'instrument, à la phlegmasie du
péritoine, à la rétention des matières et à leur résorp-
tion partielle (septicémie intestinale)? Comment tirer
quelque indication certaine de l'intensité des symptômes, de la rapidité de leur apparition, quand nous
savons que ces caractères varient avec les états généraux, les diathèses, les aptitudes individuelles, et que
les désordres anatomiques les plus graves peuvent se
cacher, comme dans certaines hernies crurales, sous
des apparences bénignes ?

Plusieurs points de doctrine, qu'on avait cru suffi-
samment éclaircis, se représentent sans cesse à l'esprit
du chirurgien. L'engouement est rejeté, puis admis de
nouveau à titre d'exception, ou comme inséparable de
l'étranglement vrai. On cherche vainement une définition de la hernie étranglée, et, faute de s'entendre
sur le degré de constriction qui doit permettre d'employer ce mot, on ne voit plus que des pseudo-étranglements, des péritonites herniaires.

Au milieu de ces difficultés, les idées de beaucoup
de chirurgiens se sont quelque peu modifiées dans ces
derniers temps. Le taxis forcé, après avoir rallié d'émi-
nents praticiens, les a vus faire peu à peu défection, et
l'opération sanglante a gagné des partisans. Les statistiques, il est vrai, ne sont pas généralement favorables à
la kélotomie. Ainsi, Ph. Boyer a compté 8 morts sur 9 ma-

— 7 —

lades opérés par lui, de 1834 à 1839. Malgaigne a fait
le relevé de 220 opérations pratiquées dans les hôpitaux
de Paris, de 1836 à 1842 ; les cas de mort sont au nombre de 133, c'est-à-dire de 60 pour 100. Une statistique
anglaise donne 13 morts sur 26 opérations (1). Sur
19 hernies étranglées, opérées à l'hôpital de Guy, de
septembre 1841 à décembre 1842, 9 ont guéri, 10 se
sont terminées par la mort. Dans un tableau des hernies traitées à Wurtzbourg de 1816 à 1842, Textor cite
9 cas de mort et 105 guérisons à la suite du taxis,
24 morts et 32 guérisons par la kélotomie (2). Tous ces
faits semblent donner raison à l'opinion de Malgaigne,
qui considère le débridement des hernies comme « une
des opérations les plus meurtrières de la chirurgie, » et
confirmer cette antique proposition de Fabrice d'Aqua-
pendente sur la kélotomie : « Elle est si horrible et si
dangereuse que peu de malades y survivent. » Mais en
regard de ce jugement trop sévère, il faut citer l'opinion de Pott, qui avance que, sur 50 personnes, il n'en
meurt pas une seule, lorsque l'opération est exécutée
habilement et à propos ; celles de Boyer et de Pelletan,
très-analogues à la précédente ; puis cette assertion de
M. Ancelon, qui, citant la pratique de Gensoul et la
sienne propre, trouve seulement 4 morts sur 75 kéloto-
mies (3).

Il faut surtout remarquer que, dans la plupart des
statistiques, il n'est tenu aucun compte des conditions
dans lesquelles l'opération a été faite. Beaucoup de hernies ont été opérées après des manœuvres de taxis im-

(1) Birkett. The Lancet. 8 et 22 nov. 1856.
(2) Journal de chirurgie de Malgaigne, 1843.
(3) Ann. méd. de la Flandre occidentale, 22e livraison.

modérées ; d'autres l'ont été trop tard, ainsi que le fait remarquer M. Gosselin (1) ; et il n'en faut pas plus pour ôter aux statistiques une grande partie de leur valeur.

Avant d'examiner une doctrine fondée tout entière sur les dangers que présente la kélotomie, nous voudrions pouvoir exprimer, par des chiffres plus exacts, le degré de gravité qu'il convient d'attribuer à cette opération, pratiquée dans des conditions favorables. Mais ces chiffres nous manquent, et nous sommes réduit à constater que la plupart de nos maîtres considèrent aujourd'hui le taxis comme une opération délicate, qui doit, dans des limites de temps variables avec la région, céder promptement le pas au bistouri.

II.

Malgaigne, grand ennemi de la kélotomie, dont les resultats lui paraissaient déplorables, et voyant cette opération pratiquée autour de lui mal à propos et sans règles précises, avait distingué deux ordres de faits : d'une part, de petites hernies, à collets étroits, habituellement contenues dans l'abdomen, et qui deviennent ordinairement le siége d'étranglements serrés; d'autre part, des hernies volumineuses, sans collet, sortant souvent par des anneaux élargis, et qui, lorsqu'elles deviennent passagèrement irréductibles, obéissent volontiers au taxis, ou même se réduisent spontanément. Les premières sont des hernies *étranglées* ; elles sont rares, et réclament promptement l'intervention chirurgicale. Les secondes ne sont qu'*enflammées*; on les rencontre souvent dans la

(1) Gosselin. Leçons sur les hernies, 1865, p. 258.

pratique, et le seul traitement qui leur convienne est la temporisation.

Il ne saurait être question de supprimer, d'une manière absolue, la distinction clinique que nous venons d'indiquer. Mais, par une tendance naturelle, Malgaigne ne se contenta pas d'établir des catégories de faits, et de recommander aux chirurgiens une pratique plus réservée. D'ailleurs, il faut bien le dire, ses conseils eussent eu moins de force et d'autorité s'il les eût présentés sous une forme plus timide. Il fut donc entraîné à poser des règles absolues, à trouver claire une question qui, malgré lui, restait obscure; il créa une doctrine.

Il n'est pas douteux que la doctrine de Malgaigne eut de bons effets; et les préceptes qu'il a formulés sur le traitement des épiplocèles et des hernies adhérentes, sont suivis aujourd'hui d'un accord unanime. Aussi doit-on s'applaudir que cette doctrine n'ait pas été renversée avant d'avoir porté ses fruits. Mais, s'il est vrai qu'il eût été fâcheux de l'étouffer à sa naissance, il est possible qu'après une certaine durée, elle ait besoin d'être examinée de nouveau. Si des faits méconnus avant elle se sont fait jour grâce à elle, ils peuvent rester dans le domaine public en changeant d'étiquette. Si l'appui d'une théorie ne leur est plus nécessaire, les défauts de celle-ci semblent, par là même, plus apparents et moins excusables; et il devient opportun de la soumettre à une nouvelle critique.

L'observation d'un fait dans lequel la théorie nous a paru en défaut (obs. XIX), a été pour nous le point de départ de ce travail.

En examinant la doctrine de Malgaigne, nous devions répondre à deux questions : 1° *la péritonite herniaire exis-*

te-t-elle ? 2° doit-elle être érigée en doctrine chirurgicale ? Et
dans cette étude, nous devions, d'une part, chercher à
nous rendre compte, par le raisonnement, du rôle possible de l'inflammation dans les hernies ; car les faits
nous paraissent difficilement séparables de leur explication théorique, et il n'est jamais inutile de se faire
sur le mécanisme des phénomènes pathologiques une
opinion aussi exacte que le permet l'état de la science.
Dire qu'une hernie est enflammée, incarcérée seulement, ou dire qu'elle est le siége d'un étranglement
peu serré, semble indifférent au premier abord. Mais
ce n'est pas là seulement une question de mots : aux
conditions physiologiques auxquelles la hernie est soumise se lient nécessairement la nature du pronostic et
la hardiesse plus ou moins grande du traitement. Il ne
peut être indifférent de voir les faits tels qu'ils sont. La
théorie et la pratique ne sont pas indépendantes ; elles
s'uniraient intimement, si la pratique n'était trop souvent une collection de faits désintéressée, la théorie
une explication légère et sans contrôle.

Nous chercherons donc à analyser les conditions
physiologiques des hernies dites enflammées. Puis nous
aborderons l'examen des faits cliniques, et nous y chercherons la confirmation des idées de Malgaigne et la
justification de ses préceptes. Si la doctrine ne nous paraît pas d'une solidité inébranlable, nous nous demanderons quels sont ses côtés faibles, quels sont les faits
qu'on peut lui opposer, et dans quelles limites il convient de l'adopter ou de la rejeter (1).

(1) Ce travail a été présenté, en novembre 1872, au concours des in-
ternes. Depuis a paru le remarquable article de M. Le Dentu sur les
hernies (Dict. de méd. et de ch. prat.). Nous sommes heureux de cons-

CHAPITRE Ier.

Des conditions de la péritonite herniaire.

L'existence de la péritonite herniaire est indiscutable. Mais il est utile d'examiner dans quelles conditions se développe la phlegmasie du sac péritonéal et de son contenu.

Il faut faire tout d'abord, entre les épiplocèles et les entérocèles, une distinction très-nette, que Malgaigne avait négligée, que M. Gosselin, au contraire, a mise en lumière (1). La discussion n'offre pas, dans les deux cas, le même intérêt pratique. D'un accord unanime, les chirurgiens évitent aujourd'hui l'incision des épiplocèles, quelle que soit l'apparente gravité de leurs symptômes. Mais l'abstention ne saurait convenir également aux hernies intestinales, et c'est le tort de Malgaigne d'avoir confondu ces deux ordres de faits.

ÉPIPLOCÈLES.

L'observation de tous les jours démontre que l'épiploon hernié est susceptible de s'enflammer. On le trouve tantôt rouge, congestionné, tantôt couvert de fausses membranes, uni au sac par des adhérences récentes ou anciennes, quelquefois même parsemé de petits foyers purulents. Dans certains faits, cette inflam-

tater que les opinions exprimées par cet auteur dans la discussion de la péritonite herniaire et du mécanisme de l'étranglement, diffèrent à peine des nôtres sur quelques points de détail.

(1) Leçons sur les hernies, p. 84.

mation peut être reconnue par l'examen clinique, ainsi que le prouve l'observation suivante.

Obs. I (personnelle). — Épiplocèle inguinale momentanément irréductible. Compression. Guérison.

H. Bourbon, 38 ans, manœuvre, entre à l'hôpital Lariboisière, salle Saint-Louis no 25, le 14 décembre 1869. Il présente dans l'aine gauche une tumeur de la grosseur d'un œuf de poule, dure, très-douloureuse à la pression, irréductible. L'existence de cette tumeur est assez ancienne; jusqu'ici elle a toujours été facilement réductible. Elle est bosselée, inégale, et ne présente aucune sonorité à la percussion.

Il n'existe aucun signe fonctionnel qui puisse faire songer à un étranglement de l'intestin.

On diagnostique une épiplocèle enflammée, on prescrit le repos au lit et des cataplasmes. Au bout de quelques jours, la tumeur est moins dure, et a diminué de volume. On favorise la réduction de l'épiploon par l'application d'un bandage à pelote concave, qui contient la hernie en la comprimant légèrement.

La réduction est complète au bout de vingt-quatre heures de compression. Le malade quitte l'hôpital le 5 janvier 1870.

Dans ce fait, l'absence des signes de l'étranglement rendait le diagnostic facile, et le traitement fut parfaitement approprié aux conditions de la hernie. Si l'épiploon eût été depuis longtemps irréductible, on eût vainement cherché à rompre les adhérences; mais dans le cas actuel, si les adhérences existaient, elles devaient être peu résistantes, et les émollients, le repos au lit, la flexion des cuisses, l'élévation des bourses, aidés d'une compression méthodique, pouvaient en triompher. D'ailleurs, en l'absence de l'intestin, une intervention chirurgicale plus active était contre-indiquée; le taxis même ne pouvait être que nuisible, en exaspérant l'inflammation.

Est-ce à dire que cette observation de hernie enflammée, traitée avec succès par la temporisation, vienne à l'appui de la doctrine de Malgaigne? En aucune façon, puisqu'en présence de l'épiploon seul, l'opération est toujours et formellement contre-indiquée.

Cette règle s'accorde avec toutes les théories. Il est possible que l'épiploon, simplement enflammé, adhère mollement au sac, et devienne ainsi irréductible. Il peut se faire aussi que, sortant sous l'influence d'un effort en plus grande masse que de coutume, il dilate subitement un orifice étroit, qui revient sur lui-même et comprime le pédicule, véritable étranglement dans lequel l'inflammation ne joue primitivement aucun rôle. D'autres fois, enfin, celle-ci, se développant la première, peut amener le gonflement de l'épiploon, et l'étroitesse relative de l'anneau : étranglement consécutif. De toutes façons, l'intestin n'étant pas en cause, la discussion n'offre qu'un médiocre intérêt : le chirurgien peut attendre.

Mais l'application de ce précepte est parfois très-difficile, à cause de l'obscurité du diagnostic, et l'observation V du premier Memoire de Malgaigne (1) en est un exemple frappant. Il s'agit d'une hernie inguinale datant de quinze ans, de la grosseur d'un œuf de dinde, et qui, d'après les renseignements donnés par le fils du malade, était habituellement réduite par un bandage. Des symptômes d'étranglement se déclarent ; après un taxis prolongé, l'opération est faite. On trouve la hernie formée par une masse épiploïque adhérente, sans intestin, et contenant une multitude de petits foyers purulents.

Malgaigne a parfaitement raison de conclure que l'o-

(1) Malgaigne. Des pseudo-étranglements, ou de l'inflammation simple dans les hernies. (Arch., 1841.)

pération était inopportune. Mais qui donc, à sa place, eût pu faire le diagnostic, et affirmer qu'il ne s'agissait pas d'un étranglement? La palpation ne révèle pas facilement l'absence de l'intestin. La hernie n'était pas très-volumineuse; un renseignement inexact défendait de croire à l'irréductibilité ancienne de la tumeur : il y avait donc un collet, et un étranglement serré. Les signes objectifs étaient ceux de l'obstruction intestinale. Tout réclamait une intervention active, et conduisait à l'erreur.

Si Malgaigne a opéré à tort, ce n'est pas qu'il ait obéi à de dangereux préceptes, c'est qu'il a méconnu l'épiplocèle. Ce n'est pas qu'il ait négligé un signe clinique qui devait lui arrêter la main, car tous plaidaient en faveur de l'étranglement; c'est qu'il a cru à la présence de l'intestin. On comprend donc difficilement que l'auteur déclare avoir été entraîné par une doctrine funeste, et voie dans ce fait un argument en faveur d'une théorie nouvelle. Ce n'était pas l' *inflammation simple* de la hernie qui demandait l'abstention ; c'était la nature même de la tumeur, et l'absence de l'intestin.

En d'autres termes, toute la doctrine de la péritonite herniaire est contenue dans la question suivante : Y a-t-il constriction au pédicule de la hernie? Or, dans les épiplocèles, cette question n'a pas de raison d'être, puisque l'intestin n'est pas en danger. Il faut donc tout d'abord écarter ces sortes de hernies de l'étude que nous poursuivons, et, si nous en avons dit un mot, c'est pour séparer nettement leur cause de celle des hernies intestinales.

ENTÉROCÈLES.

Les preuves anatomiques de la phlegmasie de l'intes_
tin ou du sac ne font pas défaut. On peut admettre,
avec M. Broca (1), une *inflammation de la séreuse* (péritonite herniaire de Malgaigne), et une *inflammation
parenchymateuse* des parois de l'intestin. Nous ne rappel-
lerons pas les idées de Scarpa, de Cruveilhier, de J. Cloquet sur les adhérences. Nous ne nous arrêterons pas
à décrire les lésions intestinales étudiées par Jobert,
relatées par M. Gosselin dans ses leçons sur les hernies,
non plus que les expériences de M. Labbé, rapportées
dans la thèse de Nicaise (2). Ce qui nous intéresse, c'est
d'établir un rapport entre ces phénomènes et l'étranglement de l'intestin.

Or, il est incontestable que l'étranglement est une cause
de phlegmasie. Tous les chirurgiens attribuent une
large part à l'inflammation dans certaines lésions intestinales consécutives à l'étranglement, telles que les
fausses membranes, la coloration, l'épaississement des
tuniques, l'altération des follicules, la perforation. Tous
ont pu voir, en débridant des hernies dont l'étranglement était reconnu primitif, des traces de péritonite herniaire ou d'inflammation parenchymateuse. Mais la
phlegmasie peut-elle se montrer indépendante de l'étranglement? Sans aucun doute. La clinique répond nettement à cette question; et, sans revenir sur les épiplocèles, où cette indépendance ne saurait être niée faci-

(1) Broca. De l'étranglement dans les hernies abdominales. Thèse
d'agrégation, 1853.
(2) Nicaise. Des lésions de l'intestin dans les hernies. Paris, 1866.

lement, sans rappeler les faits dans lesquels la pression habituelle d'un bandage sur une hernie mal contenue détermine une sorte de péritonite larvée et des adhérences consécutives, nous pouvons citer des cas où l'anse d'intestin s'enflamme sans constriction préalable de son pédicule.

Tels sont d'abord les exemples de *contusion herniaire*, dans lesquels une chute, un coup porté sur la tumeur la rend douloureuse, plus volumineuse que de coutume, irréductible même. D'autres fois, la péritonite herniaire se développe sans traumatisme, elle amène des symptômes graves, parfois elle va jusqu'à la suppuration, et cependant il est bien certain que l'étranglement n'est pas en cause. Telles sont les observations III et IV, qui nous paraissent démontrer l'indépendance de l'inflammation, et qui ont été données comme des arguments en faveur de la doctrine de Malgaigne. Cette dernière circonstance nous engage à ne les rapporter que plus loin, afin de les discuter à leur place. Nous ne faisons qne signaler ici cette indépendance de l'inflammation. Mais qu'on y prenne garde, ce n'est pas une concession à la doctrine. Si, en effet, les observations III et IV ne peuvent être considérées comme des exemples d'étranglement vrai, nous verrons qu'il est aussi impossible d'en faire des *pseudo-étranglements.*

Avant d'entrer dans une discussion plus approfondie, et dans l'examen de notre seconde question : *la péritonite herniaire doit-elle être érigée en doctrine chirurgicale ?* nous pouvons résumer ainsi ce qui précède :

1° L'existence de la péritonite herniaire est indiscutable;

2° L'inflammation des épiplocèles ne réclame jamais l'intervention chirurgicale, et ne soulève par suite aucune controverse;

3² L'inflammation des entérocèles est : *a.* consécutive à l'étranglement; *b.* indépendante de l'étranglement. Dans ce dernier cas, elle est traumatique ou spontanée (sans cause évidente).

Puisque tout l'intérêt de la doctrine de Malgaigne se concentre sur les hernies intestinales, ce sont elles seulement que nous aurons en vue dans la suite de ce travail.

CHAPITRE II.

De la doctrine du pseudo-étranglement.

La doctrine de Malgaigne peut être définie dans les termes suivants :

On rencontre dans la pratique] un bon nombre de hernies irréductibles, donnant lieu aux symptômes de l'étranglement, et qui sont simplement enflammées. L'inflammation peut à elle seule, et sans constriction du pédicule, simuler l'obstruction intestinale; mais, celle-ci faisant défaut, il serait imprudent d'appliquer aux cas de ce genre le traitement des hernies étranglées. L'opération du débridement n'a pas de raison d'être, le taxis lui-même est dangereux; les antiphlogistiques, le repos au lit, suffisent pour faire rentrer la hernie au bout de quelques jours; il faut temporiser.

Malgaigne dit que ces hernies sont le siége d'un *pseudo-étranglement*. Pour nous, d'après les faits que

Richelot.

nous avons vus, et les observations que nous avons consultées, nous sommes porté à croire que l'inflammation des hernies, indiscutable en fait, ne donne pas lieu par elle-même aux symptômes de l'étranglement, et que, lorsqu'on observe ces derniers, on doit en conclure au resserrement de l'intestin. Il faudrait donc accepter la *péritonite herniaire*, et rejeter le *pseudo-étranglement*; croire au fait anatomique, et douter de la doctrine.

Enumérons, en peu de mots, les caractères des hernies irréductibles par inflammation simple, d'après Malgaigne et ses partisans.

Les hernies qui s'enflamment, et ne s'étranglent pas, sont des hernies *anciennes, volumineuses, mal contenues, sortant souvent*. Lorsqu'elles deviennent passagèrement irréductibles, la tumeur qu'elles forment est *tendue, sans être très-dure*, il n'y a *ni œdème, ni rougeur, l'anneau est large* et laisse facilement pénétrer le doigt (l'ancienneté de la hernie exclut en même temps l'idée d'un collet). Enfin, *les symptômes fonctionnels sont d'une médiocre intensité.*

Les hernies qui s'étranglent sont de petites hernies, à collets étroits, habituellement maintenues par un bandage. La tumeur est très-dure, les tissus sont œdématiés, l'anneau ne permet pas l'entrée du doigt. Les signes fonctionnels sont pressants, et les vomissements deviennent promptement fécaloïdes.

Pour juger la valeur de ces différents caractères, cherchons d'abord, par le raisonnement, si l'inflammation simple d'une hernie peut produire les symptômes qu'on lui attribue. Cette discussion théorique cédera bientôt la place à l'examen des faits.

DISCUSSION.

L'inflammation peut-elle être, par elle-même, une cause d'irréductibilité? Malgaigne et ses élèves n'ont pas posé une seule fois cette question, nulle part ils ne l'ont discutée. Elle est implicitement résolue par l'affirmative dans tout ce qu'ils ont écrit sur ce sujet; mais elle semble ne s'être jamais présentée bien nettement à leur esprit ; jamais ils n'ont jugé à propos d'y répondre en termes précis. Et cependant, il eût été utile de s'entendre préalablement sur ce point ; car admettre qu'une hernie, libre d'adhérences, devient irréductible sans obstacle au niveau de son pédicule, n'est pas chose si naturelle, et ce rôle attribué à l'inflammation n'a pas, *a priori*, toute la force d'un axiome.

Dans la judicieuse critique à laquelle il a soumis la doctrine de Malgaigne, M. Gosselin montre bien quelle importance il y avait à poser cette question, lorsqu'il s'exprime en ces termes (1) : « J'ai lu et relu bien des fois le premier mémoire de M. Malgaigne (*Archives*, 1841), et je lui ai donné d'autant plus d'attention, que j'avais peine à comprendre comment la phlegmasie de la séreuse, soit pariétale, soit viscérale, pouvait augmenter le volume de la hernie, au point de rendre la tumeur irréductible, sans que cependant cette même augmentation amenât forcément une constriction des viscères par les ouvertures, c'est-à-dire un étranglement plus ou moins serré... »

Ces mots sont pour nous l'expression d'un fait qui

(1) Leçons sur les hernies, p. 48.

frappe tout d'abord. Comment n'être pas étonné de voir une hernie plus tendue, plus volumineuse que de coutume, rebelle au taxis, et d'entendre dire que les anneaux sont libres, et ne s'opposent pas à la rentrée des viscères ? Et c'est bien là ce qui est noté en termes explicites dans la plupart des observations : avant l'opération, le doigt pénètre facilement entre l'anneau et le pédicule de la hernie ; après l'ouverture du sac, on trouve qu'il n'y a pas de collet, que l'orifice n'exerce aucune constriction sur l'intestin, que trois ou quatre doigts réunis peuvent glisser sans effort entre l'organe et le contour fibreux. Que signifie donc cet argument péremptoire, cette *largeur des orifices* ?

Laissons de côté les faits où l'intestin est étranglé par le collet, et où le doigt, refoulant la peau entre l'orifice abdominal et la paroi externe du sac, peut méconnaître ainsi une constriction véritable. Parlons seulement des cas où l'anneau est large, le collet absent, et où la liberté du pédicule est directement constatée avec le doigt, après l'ouverture du sac. Pourquoi donc alors le liquide qui est souvent exhalé dans le sac en abondance, y reste-t-il confiné ? pourquoi ne repasse-t-il pas de lui-même dans l'abdomen ? pourquoi n'y est-il pas refoulé par les manœuvres de taxis ? C'est apparemment que le contour fibreux, quelles que soient ses dimensions, est appliqué sur la paroi intestinale, immédiatement ou avec interposition de l'épiploon. Il est bien certain qu'il n'y a pas d'espace libre entre le pédicule et l'orifice, et ce n'est jamais qu'en soulevant plus ou moins celui-ci que les doigts de l'opérateur se frayent un passage à côté des viscères. Or, ces rapports intimes de l'orifice avec l'organe qui le traverse, rapports qui existent constamment dans toutes les hernies, réductibles ou non, peuvent ne constituer, dans les faits dont nous parlons, qu'une constriction légère. Mais, puisque le taxis était impuissant, c'est que la pression exercée sur l'intestin, quelque faible qu'on la suppose, suffisait pour le retenir au dehors. On peut dire alors que l'étranglement était peu serré, qu'une perforation n'était pas imminente; mais on n'a pas le droit d'affirmer que le pédicule était libre, et que l'anneau ne s'opposait pas à la réduction.

Qu'on ne s'y trompe pas, en effet; Malgaigne et ses élèves n'ont pas seulement dit que l'inflammation pouvait se développer d'abord, amener le gonflement de l'intestin ou sa distension par les gaz, puis l'étroitesse relative de l'anneau et par suite l'irréductibilité. Ils ont dit que l'inflammation pouvait retenir l'intestin dans un espace où il n'est pas à l'étroit, ce qui équivaut presque à dire qu'une hernie peut devenir irréductible sans qu'il y ait aucun obstacle à la réduction. Car, à part les adhérences, qui sont ici hors de cause, nous cherchons en vain quel obstacle peut empêcher la rentrée de l'intestin, sinon l'étroitesse absolue ou relative de l'anneau.

Dans toutes les observations publiées sous la rubrique de péritonite herniaire, on voit les chirurgiens soucieux de désintéresser l'anneau, et triomphants lorsqu'ils y passent le doigt. Mais est-ce bien là leur pensée? Ont-ils réellement voulu dire que l'inflammation rend les hernies irréductibles par une influence mystérieuse? Non, sans doute. Ils évitent seulement de s'expliquer à cet égard. Aucun éclaircissement n'est donné, ni dans les mémoires de Malgaigne, ni dans la thèse de M. Broca, ni dans les faits publiés. Beaucoup d'entre eux, si on leur posait nettement la question , répondraient sans doute que l'intestin, lorsqu'il est rebelle au taxis, est *un peu gêné* au niveau du pédicule. Peut-être diraient-ils que cette constriction n'en est pas une. Mais cette constriction en est si bien une, que dans maintes occasions où ils l'avaient rejetée, elle s'est trouvée très-grave (obs. XIX et suiv.).

Dans certains cas exceptionnels cependant, M. Broca n'hésite pas à admettre que le gonflement inflammatoire des grosses hernies conduit à l'étranglement vrai. Il croit même que cet *étranglement consécutif* peut devenir très-serré, et il en cite deux observations, que nous aurons à examiner (obs. XXVI et XXVII). Ici, la doctrine ne peut être accusée d'erreur de logique ; on peut lui reprocher seulement de devancer l'observation des faits. Sans doute, l'épaississement des tuniques *peut* amener l'étroitesse relative de l'anneau et la constriction de l'intestin, mais dans quelle mesure ? En réponse à cette question, citons deux passages de M. Gosselin. Dans l'un (1), il s'exprime ainsi : « Je vois bien... quelques-unes des lésions de l'inflammation...; mais je ne vois pas une augmentation de volume suffisante pour me faire comprendre l'étranglement. Sur l'épiploon, cette augmentation est loin d'être évidente...; sur l'intestin, je trouve un peu d'épaississement des tuniques, mais il n'est vraiment pas assez considérable pour amener entre les parties contenantes et les parties contenues une disproportion qui rende compte de l'étranglement. De plus, à l'époque où je constate ces lésions, combien il m'est difficile de savoir si elles ont précédé et causé l'étranglement, ou si elles en sont un effet! » Plus

(1) Leçons sur les hernies, p. 130.

loin (1) il se demande « si l'étranglement, une fois commencé, augmente peu à peu pendant un certain nombre de jours, et s'il est ensuite susceptible de diminuer dans certains cas, de manière à permettre la réduction, jusque-là empêchée » ; et il ajoute : « N'est-il pas permis de penser que cet épaississement léger de la paroi intestinale et de l'épiploon, qui m'a paru insuffisant pour expliquer à lui seul le point de départ de l'étranglement, est cependant assez prononcé pour amener consécutivement une disproportion plus grande entre le volume des parties contenues et les dimensions des ouvertures herniaires ? » Cette opinion s'appuie sur des faits d'où il semble résulter que l'étranglement augmente pendant quelques jours. Elle concorde bien avec cette idée, indiquée seulement par Malgaigne, et développée par M. Broca (2), que la hernie enflammée, assez facilement réductible au début, devient de plus en plus rebelle au taxis pendant les jours suivants, puis cède de nouveau au déclin de la phlegmasie.

Ainsi, d'une part, l'inflammation n'explique pas à elle seule les étranglements serrés ; d'autre part, elle peut jouer un certain rôle dans l'aggravation d'un étranglement primitif ; enfin, il n'est pas impossible qu'elle amène, primitivement et par elle-même, une constriction légère. Cette dernière supposition est justifiée par certains faits de *contusion herniaire*, qui sont pour nous des exemples d'étranglements consécutifs peu serrés. Elle est admissible dans d'autres cas, sur lesquels nous reviendrons. Mais c'est en abuser, que d'admettre, avec les partisans de la doctrine, qu'une

(1) Ibid., p. 134.
(2) Thèse d'agrégation, p. 51.

certaine classe de hernies ne peuvent jamais s'étrangler primitivement, puis, par un cercle vicieux, de s'appuyer sur ce dogme *a priori* pour appeler consécutifs les étranglements légers dont elles deviennent le siége.

On voit que nous ne contestons pas la constriction d'origine inflammatoire. Aussi bien, un grand nombre de faits, proclamés par Malgaigne et ses élèves comme des types de péritonite herniaire, excluent nécessairement toute explication de ce genre. Et devant ces faits, nous allons voir la doctrine, que l'étranglement consécutif avait presque sauvée, retomber plus impuissante.

Beaucoup d'observations de pseudo-étranglement contiennent le détail suivant : la hernie *sort un jour plus volumineuse que de coutume*, et devient aussitôt le siége de douleurs insolites. Le malade, qui avait l'habitude de la faire rentrer lui-même, pratique le taxis séance tenante; mais l'intestin est déjà irréductible. Lorsque le volume de la tumeur n'est pas signalé, il nous suffit de constater la seconde partie de la proposition, à savoir *l'irréductibilité immédiate*. Ainsi, en mettant à part les cas où la hernie, sortie d'abord, puis négligée par le malade, devient progressivement douloureuse, il n'est pas douteux que l'irréductibilité de l'intestin est souvent contemporaine de sa sortie même; l'une est la conséquence immédiate de l'autre. C'est là un point d'une importance majeure. On ne dira pas, en effet, que l'inflammation herniaire est antérieure à la sortie de l'intestin. Dira-t-on qu'elle en est contemporaine? C'est impossible; car l'inflammation n'est pas un phénomène instantané; il faut un certain temps pour qu'elle se développe, et produise des lésions capables de rendre la hernie irréductible. Le fait implicite-

ment contenu dans ces observations, c'est-à-dire l'irréductibilité produite par l'inflammation au moment
précis où l'intestin s'échappe, nous paraît théorique-
ment inadmissible.

Il faut donc chercher la cause de l'irréductibilité dans
quelqu'une des circonstances qui accompagnent la
sortie de l'intestin. Or, la hernie s'est montrée tout à
coup *plus volumineuse que de coutume;* n'est-ce pas à cette
augmentation subite qu'est due la disproportion entre
le pédicule et l'anneau? Si donc une hernie, dans ces
conditions, montre à l'examen clinique ou à l'autopsie,
des signes d'inflammation, n'aurons-nous pas le droit
de penser que le phénomène qui a ouvert la scène est
un étranglement plus ou moins serré, et que la phlegmasie, nécessairement consécutive à la sortie de l'intestin, est le résultat et non la cause de l'irréductibilité?

Résumons, en quelques mots, la discussion précédente : L'*irréductibilité immédiate* constatée dans un grand
nombre d'observations de péritonite herniaire, exclut
l'idée d'une inflammation primitive. La constriction
d'origine inflammatoire, aussi bien que l'inflammation
simple, est donc impuissante, dans les faits de cet ordre,
à expliquer les symptômes observés.

Faut-il maintenant discuter quelques autres signes,
beaucoup moins importants que la largeur de l'anneau
et l'irréductibilité immédiate? Malgaigne a cru que les
hernies *anciennes, volumineuses, mal contenues,* ne s'étran-
glaient jamais, et il attribuait cette immunité à l'absence
du collet. Or, l'absence du collet, outre qu'elle n'est
pas constante (Obs. XXVIII), ne prouve pas que le
pédicule ne puisse jamais devenir trop large pour l'orifice, et ces signes rationnels ne peuvent être considérés

comme excluant, *a priori*, l'étranglement. Ils n'ont donc qu'une médiocre valeur, et c'est faire une véritable pétition de principe que de s'appuyer sur eux, en l'absence d'autres signes, pour rejeter l'idée d'un étranglement. Et cependant, quelques observateurs ont ainsi raisonné. Dans plusieurs faits, où l'étranglement semble manifeste, le chirurgien s'ingénie à trouver d'autres explications, parce que la hernie, ancienne, volumineuse et habituellement mal contenue, était de celles qui, d'après Malgaigne, ne s'étranglent pas.

Mais ce n'est pas tout. La péritonite herniaire suffit-elle à expliquer la *constipation*, les *vomissements*, la *tympanite* ?

M. Broca dit que la constipation, dans les hernies enflammées, est ordinaire mais non constante. Cela est vrai ; dans certaines observations, les selles ne sont pas supprimées (obs. III, V). Or, la constipation est le signe d'étranglement par excellence, car, en son absence, tous les autres signes réunis perdent leur valeur. Quand les selles ne sont pas supprimées (et nous ne parlons pas ici de l'évacuation du bout inférieur de l'intestin), l'étranglement n'existe pas ; aucune erreur n'est possible. Si donc la péritonite herniaire ne s'accompagne pas toujours de constipation, on peut en inférer qu'elle a une existence indépendante, mais non qu'elle puisse prêter à l'erreur, et simuler l'étranglement pour un observateur attentif. Or, nous le répétons, il ne s'agit pas ici d'un fait isolé, sans déduction pratique ; il s'agit d'une doctrine chirurgicale, conduisant à une thérapeutique particulière. Ce n'est pas l'existence de la péritonite herniaire qu'on a voulu démontrer, c'est le *pseudo-étranglement*. Pour atteindre ce but, il était inutile de

citer des faits où l'inflammation ne simule pas la constriction de l'intestin. Au lieu de montrer que la péritonite herniaire peut exister sans constipation absolue,
il fallait prouver que la constipation absolue peut
exister sans étranglement : et c'est ce qu'on n'a pas
fait.

Les vomissements ne sont pas moins embarrassants
pour la doctrine. M. Broca, lui-même, a peine à comprendre que la liberté des anneaux et la perméabilité
complète de l'intestin n'excluent pas ce phénomène.
Aussi fait-il une sage réserve, en affirmant qu'il n'invo-
quera aucune cause; mais tout aussitôt il avance que
l'irritation de l'anse herniée produit le mouvement
antipéristaltique, et rend compte ainsi des vomissements (1). Mais c'est un bien grand effet pour une si
petite cause. Et comment comprendre que la phlegmasie de quelques centimètres d'intestin détermine des
vomissement fécaloïdes? N'est-ce pas là, au premier
chef, un signe d'étranglement? Les partisans de Malgaigne n'ont cependant pas reculé devant cette hardiesse. Pour nous, les vomissements, rapprochés de la
constipation absolue, éveillent naturellement l'idée
d'une occlusion. Et, comme nous n'avons pas d'enga-
gement avec la péritonite herniaire, nous jugeons inutile d'avoir recours à elle, et de chercher loin des faits
une explication douteuse.

Mêmes remarques sur la tympanite notée dans plusieurs observations. Nous comprenons bien l'accumu-
lations des gaz dans les occlusions intestinales et les
péritonites généralisées, mais que la tympanite s'étende

____

(1) Thèse d'agrégation, p. 55 et 56.

à tout l'abdomen lorsque le passage est libre, et lorsque une seule anse d'intestin est enflammée, voilà qui est plus étonnant.

Restent enfin les *symptômes fonctionnels*. Ils seraient ordinairement peu intenses dans les pseudo-étranglements. Mais, si nous mettons à part certains faits de péritonite herniaire, qui ne simulent pas du tout l'occlusion intestinale, et qu'on a cependant donnés comme des pseudo-étranglements, il serait souvent dangereux de régler sa conduite sur l'apparente bénignité des symptômes. « L'expérience m'a donné cette conviction profonde, dit M. Gosselin (1), que nous n'avons pas de signes cliniques pour distinguer si un étranglement qui commence est serré et grave, où s'il est de ceux qui disparaîtront facilement dans quelques heures et ne compromettront pas la vie du malade... Il y a dans la marche des étranglements herniaires beaucoup de variétés. Certains malades présentent immédiatement des nausées et des vomissements; chez d'autres, les troubles fonctionnels n'apparaissent que le deuxième, le troisième et quelquefois le quatrième jour... Entre un étranglement grave qui doit amener consécutivement une péritonite mortelle ou une gangrène de l'intestin, et un étranglement bénin qui se réduira presque immédiatement, le diagnostic est impossible. »

Or, il faut bien savoir que cette incertitude du pronostic, admise volontiers pour les petites hernies, existe aussi pour les hernies volumineuses, qu'on suppose dépourvues de collet et qu'on dit seulement enflammées. C'est ce que nous démontrera l'examen des faits.

(1) Gosselin. Leçon faite à l'hôpital Cochin. J. du progrès des sciences med., 1859.

Maintenant que nous avons passé en revue les principaux signes du pseudo-étranglement, il nous sera plus facile d'apprécier à leur juste valeur certains passages des mémoires de Malgaigne. Celui-ci, par exemple : «La seule objection d'une réelle valeur, c'est que le plus souvent la preuve directe de l'autopsie manque, et que nombre de fois ces coliques dans la hernie, ces phénomènes que je rattache à l'inflammation, n'amènent point ce résultat nécessaire à la preuve, les adhérences... Mais, en constatant cette lacune, il m'a paru qu'elle tenait à la nature du sujet même; que les preuves directes, par l'autopsie, existant pour les hernies épiploïques, il n'était pas téméraire de conclure pour les entérocèles, et qu'il fallait seulement rechercher pourquoi ici l'adhésion n'avait point lieu (1). » Sans doute Malgaigne ne se fût pas donné la peine de prévoir cette objection, s'il eût tout d'abord posé la question sur son véritable terrain. Il ne s'agit pas, en effet, de prouver que l'intestin s'enflamme dans les hernies. Il s'agit de démontrer que la phlegmasie est primitive dans les exemples cités, et que, sans occlusion intestinale, elle peut produire des symptômes qui simulent l'étranglement.

Malgaigne se demande aussi pourquoi la simple réduction de l'intestin suffit à dissiper l'inflammation, et cette fois il reste sans réponse. M. Broca (2) s'étant posé la même question, essaie quelques mots de physiologie, et s'arrête. L'objection est excellente, en effet. Pourquoi la phlegmasie disparaît-elle après la réduction, si la réduc-

(1) Arch. gén., 1841, p. 298.
(2) Thèse d'agrégation, p. 58.

tion n'a supprimé aucune cause de phlegmasie? Mais, si cette cause réside dans la pression exercée sur les parois de l'intestin, il devient facile de comprendre comment la levée de l'étranglement favorise la résolution du travail inflammatoire.

En terminant ce chapitre, peut-être nous sera-t-il permis d'avancer que l'irréductibilité par inflammation simple n'est rien moins que démontrée. Peut-être aussi serons-nous en droit de ne pas accepter sans discussion l'opinion de M. Broca, lorsqu'il étend le rôle de l'inflammation au point d'en faire « la cause déterminante de tous les étranglements vrais. » Il fait, à la vérité, quelques réserves sur ce point. Il reconnaît même que la doctrine du pseudo-étranglement ne met pas le chirurgien à l'abri de toute hésitation, car il dit qu'entre l'inflammation herniaire et l'étranglement véritable, il y a « *une foule de transitions insensibles.* » Pour nous, ces transitions insensibles seraient un problème insoluble. Nous admettons bien, entre une constriction légère et un étranglement serré, des états transitoires, des constrictions progresssivement croissantes. Mais entre un étranglement proprement dit et un état qui n'est pas l'étranglement, nous ne voyons aucun intermédiaire. L'intestin est serré, ou il ne l'est pas. L'inflammation simple ne peut devenir un étranglement qu'à la condition de n'être plus une inflammation simple.

Aussi bien, M. Broca n'a pas fait de sophisme. Partisan de l'étranglement consécutif, il a voulu dire qu'il y a des transitions insensibles entre les divers degrés de l'étranglement. Et la confusion vient de ce qu'il refuse d'appeler *étranglements vrais* les constrictions légères. Mais pourquoi cette distinction? et quelles limites assigner à l'étranglement vrai ? Une constriction est-elle *fausse* parce qu'elle est peu serrée ?

Et ce n'est pas pour le vain plaisir de discuter sur les mots, que nous critiquons l'expression impropre de Malgaigne. C'est parce qu'il importe de savoir que l'étranglement des grosses hernies est souvent loin d'être faux, et qu'on ne peut diviser les faits en deux catégories aussi nettement tranchées sans s'exposer à de graves erreurs de pratique.

Concluons donc à titre provisoire, sauf à chercher tout à l'heure si les faits nous donnent raison :

1° Qu'une hernie libre d'adhérences ne peut devenir irréductible à un degré quelconque sans être plus ou moins serrée à l'anneau ;

2° Qu'on ne peut expliquer autrement la constipation absolue, les vomissements, la tympanite ; que les symptômes propres de l'étranglement ne peuvent être causés que par l'étranglement, et que l'inflammation seule ne les simule pas de manière à tromper un observateur attentif ;

3° Que, dans certains cas déterminés, la constriction peut être consécutive à l'inflammation et au gonflement des parties herniées, mais qu'elle est très-ordinairement primitive.

EXAMEN DES FAITS.

Parmi nos observations d'internat, sept se rapportent au sujet de ce mémoire. Pour en réunir un plus grand nombre et appuyer notre opinion sur une analyse plus complète, nous avons puisé dans les divers recueils, à partir de l'année 1841, date du premier mémoire de Malgaigne. Nous avons choisi les faits qui, rapportés en termes précis, pouvaient nous fournir des arguments sérieux, et nous paraissaient dignes d'être commentés. Nous ne les avons pas tous reproduits *in extenso*, mais nous avons fait en sorte de n'en rien retrancher d'essentiel, et de noter avec soin tout ce qui pouvait nous servir à éclairer les points en discussion.

Observations de contusion herniaire, avec étranglement consécutif.

Nous avons reconnu plus haut la possibilité de l'*étranglement consécutif*, d'une part dans certains cas où la marche des accidents le rend admissible, d'autre part, et plus souvent peut-être, dans les contusions herniaires. Ici, nous accordons à Malgaigne que l'inflammation joue un rôle essentiel et qu'elle est primitive ; mais nous refusons de croire qu'elle rende la hernie irréductible, *par elle-même* et sans étranglement.

Ainsi, Malgaigne a tort de donner comme preuve à l'appui de sa doctrine le premier cas de M. Lutens (1). Il s'agit d'une hernie inguinale volumineuse, qui, après une contusion par un timon de voiture, devint douloureuse, irréductible, et s'accompagna de symptômes graves. La réduction fut obtenue par un taxis léger, après une saignée et l'application de vingt sangsues. Du moment que l'irréductibilité était bien et dûment constatée, c'est qu'un obstacle s'opposait à la réduction ; et ce ne pouvait être, dans le fait mentionné, que la disproportion entre l'anneau et le pédicule tuméfié. Il

(1) Malgaigne. Nouvelles observations sur les pseudo-étranglements. J. de chirurgie, 1843.

est vrai que, dans ces cas, la constriction est généralement légère, et qu'elle cesse avec l'inflammation ; d'où la bénignité du pronostic et l'inutilité de la kélotomie.

Tels sont encore les faits dont parle M. Broca (1), lorsque, étudiant les causes efficientes de la péritonite herniaire, il mentionne la contusion comme donnant souvent lieu aux signes de l'étranglement. Quelques observations, dans cet ouvrage ou dans d'autres, se bornent, il est vrai, à cette indication trop sommaire : « signes d'étranglement. » Etaient-ce des signes locaux? Ils ont souvent peu de valeur. Étaient-ce des signes fonctionnels, et surtout la constipation absolue? Alors il faut croire à l'occlusion intestinale, et, si les symptômes surviennent après une contusion, nous rangeons les faits de cet ordre parmi les *étranglements consécutifs peu serrés.*

Voici un exemple de contusion herniaire :

Obs. II. — (Jules Rochard, Gaz. des hôpitaux, 1861, p. 175.)

Un forçat, porteur d'une hernie inguinale ancienne, volumineuse, réductible, mais habituellement abandonnée à elle-même, reçoit un coup violent sur le scrotum.

La hernie, doublée de volume, devient irréductible. Symptômes d'étranglement pressants, opération. On trouve 20 centimètres d'intestin grêle, une hématocèle du sac et un caillot volumineux dans l'épaisseur du mésentère.

L'intestin paraissant fortement serré au niveau de l'anneau inguinal, on pratique d'abord en dehors et en haut un débridement de 2 cent. Pour faire rentrer toute cette masse incompressible il fallut donner au débridement une longueur totale de 7 cent. et le faire remonter jusqu'à la hauteur de l'épine iliaque. Mort de péritonite après réduction.

Il est difficile de ne pas voir là un étranglement.

(1) Thèse d'agrégation, p. 44.

Richelot.   3

Était-il uniquement causé par la tuméfaction inflammatoire du pédicule? la présence du caillot contribuait-elle à augmenter le volume des parties serrées par l'anneau? C'est ce que l'observation n'indique pas très-nettement. La dernière supposition est plausible, car il est bien difficile, comme nous l'avons déjà dit, d'attribuer un étranglement serré à la seule tuméfaction inflammatoire. En tous cas, les *symptômes étaient pressants*, l'intestin découvert parut *fortement serré*. Aussi pouvons-nous dire, bien que la hernie fût ancienne, volumineuse, mal contenue, qu'il n'y avait pas là de *pseudo-étranglement*.

Observations de péritonite herniaire sans étranglement.

Nous avons dit que la péritonite herniaire peut exister seule, sans être ni effet ni cause du resserrement de l'intestin. Ce qui rend les faits de cette nature intéressants, c'est qu'on les regarde généralement comme le triomphe de Malgaigne. Et cependant rien, dans ces faits, ne simule en réalité l'étranglement de l'intestin. Excellents pour démontrer l'indépendance de la péritonite herniaire, ils sont de nulle valeur pour étayer la doctrine du pseudo-étranglement. Témoin l'observation de Pott, rapportée par M. Broca.

Obs. III. — (Broca, thèse d'agrégation, p. 62.)

Homme, 54 ans, hernie congénitale, datant de l'enfance, autrefois maintenue, puis reproduite. Quelques accidents guéris sans traitement le septième jour. Imprudences. La tumeur s'accroît. Le malade est obligé de garder le lit pendant un mois, *allant à la selle au moins deux fois par jour*. A cette époque, Pott le reçoit dans son service à l'hôpital Saint-Barthélemy.

Opération. — Le sac est ouvert, et l'on reconnaît qu'il est formé par la tunique vaginale. On trouve une anse intestinale adhérente et couverte de taches gangréneuses. « Je passai un doigt par l'ouverture du muscle abdominal, et *je ne trouvai point qu'il causât le plus léger degré d'étranglement*. » L'intestin, étant adhérent, est laissé dans la plaie.

Amélioration le jour suivant. Les parties gangrenées de l'intestin se détachent par exfoliation ; ces eschares n'occupent qu'une partie de l'épaisseur de la paroi intestinale ; il ne se produit pas de perforation, et on aperçoit à la chute des eschares une incarnation bonne et vermeille. Le malade meurt le dixième jour.

Cette observation est d'une clarté parfaite. L'intestin est enflammé, les adhérences le démontrent ; nous ne faisons aucune difficulté pour admettre, avec M. Broca, que les taches gangréneuses sont consécutives à l'inflammation. Celle-ci a produit quelques accidents locaux, qui forcèrent le malade à garder le lit ; mais ces accidents n'avaient aucun rapport avec ceux d'une occlusion, et la preuve, c'est que *le malade allait à la selle au moins deux fois par jour*. Nous ne demanderons pas pourquoi Pott a cru devoir opérer. Mais qu'aujourd'hui un malade se présente dans un service de chirurgie porteur d'une hernie et allant à la selle deux fois par jour, quel est le chirurgien qui diagnostiquera un étranglement ? Quel signe trouvera-t-on qui simule une occlusion ? De quelle doctrine aura-t-on besoin pour être sûr que l'intestin est perméable ? Il ne peut y avoir pseudo-étranglement que s'il y a apparence d'étranglement ; or, sans constipation, rien de semblable.

Obs. IV. — Péritonite développée dans un sac herniaire. (Présentation de M. Doyen, Bull. de la Soc. anat., 1856, p. 460.)

Un homme portait une volumineuse hernie inguinale droite, contenue par un bandage. Il se présenta dans le service de M. Richet, éprouvant des douleurs vives dans le sac et la partie inférieure de l'abdomen. *Il n'existait aucun signe d'étranglement.* Le sac contenait manifestement une collection liquide, qui fut à deux reprises évacuée par une ponction. Une première fois, on retira 800 grammes d'une sérosité rougeâtre ; une seconde fois, 5 à 600 grammes. Malgré cette évacuation, et un traitement antiphlogistique convenable, les douleurs ne firent qu'augmenter en s'accompagnant d'une diarrhée abondante. Le malade succomba.

A l'autopsie, on put voir que le sac était divisé en deux loges, dont l'une était vide d'intestin et ne contenait que du liquide. Dans la loge supéro-interne se trouvait une anse de 20 centimètres d'intestin grêle. Le collet du sac peut admettre l'extrémité des cinq doigts réunis. La paroi intestinale n'offre aucun vestige de constriction. Il n'y a donc pas eu d'étranglement ; mais toute la paroi de la poche et celle de l'intestin hernié présentent une rougeur vasculaire qui s'étend jusque dans la fosse iliaque droite. C'est donc là un cas des mieux caractérisés de *péritonite herniaire sans étranglement.*

Soit ; mais, puisqu'il n'y avait aucun signe d'étranglement, on serait mal venu à donner ce fait à l'appui de la doctrine de Malgaigne. Pour démontrer que certaines hernies paraissent étranglées sans l'être, faut-il discuter l'étranglement dans les cas où il n'en existe aucun signe ?

Sans doute une erreur de diagnostic est toujours possible. Cependant, nous serions bien étonné qu'on nous montrât un cas d'inflammation herniaire simple, sans étranglement, dans lequel le chirurgien ait pu croire légitimement à l'occlusion intestinale. Etudions, à ce point de vue, l'observation suivante :

OBS. V. — Hernie inguinale droite enflammée. État général cholériforme simulant l'étranglement. Opération. Mort. (Laborde, Soc. anat., 1862, p. 138.)

Homme de 48 ans. Hernie très-ancienne, habituellement facile à réduire. Il y a trois semaines, tumeur douloureuse, faiblesse et malaise extrêmes. Renseignements vagues : constipation pendant quinze jours, coliques ; altération profonde des traits, prostration, *diarrhée très-abondante et incontinence des matières fécales ;* vomissements.

7 novembre 1861. Etat général très-grave, face grippée, cyanose, refroidissement. — Tumeur inguino-scrotale droite volumineuse, à large pédicule, d'une consistance molle, non fluctuante, douloureuse. Par le taxis, on réduit cette tumeur, mais non complètement, son contenu paraît rentrer en grande partie et sans trop de peine dans l'abdomen ; mais, malgré les efforts de réduction, on sent toujours dans le canal inguinal une masse dure et épaisse, une espèce de bouchon qui semble fermer la partie supérieure de ce canal. Aussitôt, d'ailleurs, qu'on cesse la compression, la tumeur reparaît avec sa forme et son volume primitifs. Ballonnement peu considérable. Coliques vives, soif intense, *diarrhée.*

Malgaigne hésite entre une inflammation herniaire et un étranglement par le collet, avec réduction en masse par le taxis du sac et de son contenu étranglé. Dans le doute, et vu la gravité de l'état général, il opère.

Après ouverture du sac, on trouve qu'il n'y a pas de collet, et que l'intestin est libre dans le sac, excepté à la partie supérieure du pédicule, où il adhère à la paroi postérieure du sac dans une petite étendue. Cette adhérence explique l'irréductibilité incomplète de la hernie par le taxis. Destruction des adhérences avec le doigt, et réduction de l'intestin, qui ne paraît pas ulcéré, mais offre seulement une coloration rouge générale, avec çà et là de petites taches plus foncées.

L'état général grave persiste. Mort dans la journée.

Autopsie. — L'anse d'intestin herniée correspond aux dernières portions de l'intestin grêle. Au point où les adhérences l'unissaient à la paroi postérieure du sac, elle présente les traces d'une violente inflammation, des plaques noirâtres de gangrène, et une perforation qui pourrait permettre l'introduction d'une grosse plume d'oie. Dans une étendue de 12 centimètres au moins, à partir de la valvule iléo-cæcale, la face interne de l'intestin grêle est couverte de détritus noirâtres formés de fragments sphacélés de la muqueuse et de la musculeuse. Les plaques de Peyer, situées hors de la sphère de la gangrène, sont de toute évidence le siége d'altérations semblables à celles qui caractérisent l'état typhoïde. Toute la surface péritonéale est fortement injectée et parsemée d'arborisations vasculaires. On trouve dans la cavité du péritoine une quantité assez considérable de liquide fécaloïde.

L'opération et l'autopsie démontrent la péritonite herniaire. Mais, avant d'opérer, Malgaigne a cru à la possibilité d'un étranglement. Or, la mobilité de la hernie dans le sac excluait d'avance l'étranglement dans sa forme ordinaire, et Malgaigne a fait la seule hypothèse qui fût à la rigueur admissible, celle d'un étranglement par le collet avec réduction en masse. Mais fallait-il chercher si loin, et n'est-on pas étonné de voir Malgaigne lui-même douter de la péritonite herniaire dans un cas semblable? Qu'importaient en effet les symptômes locaux, tumeur, douleur, etc., en présence d'un seul fait, la diarrhée? Nous comprenons à peine cette phrase, écrite en tête de l'observation : *État général cholériforme simulant l'étranglement*. Nous concevons bien qu'un état cholériforme, avec diarrhée abondante et incontinence des matières, ressemble à l'*état général qui accompagne l'étranglement*, mais non qu'il simule l'étranglement lui-même, dont le caractère essentiel est la constipation. Nous savons qu'on a parlé d'un *choléra herniaire ;* mais les faits qu'on a décrits sous ce nom sont des faits de hernies étranglées, dans lesquelles la diarrhée manque précisément. La cyanose, la prostration, l'anurie, etc., sont attribuées à la compression des nerfs sympathiques ou à la rétention des matières, et celle-ci exclut naturellement un des principaux symptômes du choléra, la diarrhée. Est-il d'ailleurs admissible que le bout inférieur de l'intestin, irrité au-dessous d'un étranglement, sécrète un peu plus que de coutume, et laisse échapper quelques matières liquides? Nous n'en connaissons pas d'exemple, et nous n'y croyons guère ; mais ce ne serait toujours pas là cette diarrhée abondante avec incontinence des matières, dont parle l'observation. Ainsi, dans le cas dont il s'agit, l'intestin était bien évidemment perméable. Cette

péritonite herniaire n'était pas un pseudo-étranglement,
et Malgaigne n'aurait pas dû s'y tromper.

*Observations de hernies volumineuses avec étranglement peu
serré (pseudo-étranglement de Malgaigne).*

Nous venons de voir des inflammations herniaires
sans véritables signes d'occlusion. Cherchons à établir
qu'une hernie qui offre ces symptômes, est toujours une
hernie étranglée.

Beaucoup d'observations ont été publiées par Malgaigne et ses successeurs, sous le nom de pseudo-étranglements, parce que la constriction de l'intestin y est
légère et cède rapidement. Si on les examine sans idée
préconçue, l'idée qui se présente naturellement à l'esprit est celle d'un étranglement peu serré.

Il importe, pour juger ces faits, de bien comprendre
la valeur de la *constipation* dans le diagnostic de l'étranglement. Si elle n'existe pas, l'étranglement n'existe
pas non plus, comme nous le disions plus haut. Si, le
bout inférieur de l'intestin étant vidé des matières qu'il
contenait encore, la constipation *se prolonge et résiste
aux purgatifs,* l'intestin est obstrué. Car, si la constipation peut accompagner la péritonite herniaire simple,
nous ne croyons pas qu'elle puisse alors être confondue
avec celle de l'étranglement.

A côté de la constipation, il faut noter l'*irréductibilité*
de la tumeur comme un signe essentiel ; car nous avons
déjà dit qu'en dehors des adhérences, elle ne peut guère
s'expliquer que par l'étroitesse absolue ou relative de
l'anneau.

Tels sont les deux phénomènes que nous appellerions
volontiers les *vrais signes* de l'étranglement. Nous ne

disons rien des *vomissements fécaloïdes* et de l'*algidité*, qui ont sans doute une grande valeur ; mais il n'en est pas généralement question dans les étranglements peu serrés. L'irréductibilité et la constipation absolue dominent donc tous les autres signes, et suffisent pour affirmer qu'un étranglement n'est pas faux. Aussi les trouvera-t-on toujours consignés dans les observations qui suivent. Il s'agit d'ailleurs de hernies volumineuses, anciennes, mal contenues et habituellement réductibles, de celles que Malgaigne avait surtout en vue. Et, de fait, ce sont bien elles qui s'étranglent rarement, et qui ne subissent ordinairement que des constrictions légères.

Obs. VI (obs. 1 du mémoire de Malgaigne. Journal de chirurgie, 1843).

Homme de 66 ans, hernie inguinale droite, datant de quinze ans, non maintenue depuis dix-huit mois, et soutenue seulement par un suspensoir.

Le 6 novembre 1842, coliques et diarrhée. Réduction d'abord ; puis la hernie sort de nouveau. Taxis infructueux. Bains, cataplasmes, sangsues, etc. ; second taxis infructueux.

Au bout de sept jours, examen de Malgaigne. Tumeur de 10 centimètres de diamètre dans tous les sens ; il y a eu des nausées, quelques vomissements, de la constipation ; le ventre est souple, excepté aux environs de l'anneau. — Diagnostic : entéro-épiplocèle, avec pseudo-étranglement, c'est à-dire avec une légère inflammation sans étrangleglement réel.

Le doigt pénètre facilement dans l'anneau. La liberté laissée depuis dix-huit mois à la hernie exclue l'idée d'un collet du sac. L'inflammation est légère ; elle a été directement combattue et est arrivée au 11e jour, époque où la résolution est au moins fort avancée. Taxis de quelques minutes et réduction.

Obs. VII. — Entérocèle formée par l'S iliaque devenue subitement irréductible. Péritonite herniaire simulant l'engouement. Traitement antiphlogistique. Réduction le neuvième jour. Mort deux mois plus tard. Autopsie. (Obs. 13 du mémoire de Malgaigne. *Archives*, 1841.)

Hernie inguinale chez un vieillard, du volume d'une tête de fœtus à terme, habituellement mal contenue par un bandage. Un jour, ayant mangé à son déjeuner un morceau de boudin, cet homme est pris de vomissements bilieux ; en même temps la hernie augmente considérablement de volume. Il se met au lit, et essaie vainement de la faire rentrer.

Symptômes d'étranglement peu intenses ; constipation, malgré un lavement purgatif. Cataplasmes, jambes fléchies, temporisation. La tumeur diminue peu à peu de volume ; au bout de 9 jours, un taxis trèsléger achève la réduction. — Le malade s'affaiblit peu à peu, sans cause connue, et meurt deux mois plus tard. L'autopsie montre un anneau inguinal assez large pour passer trois doigts entre lui et le pédicule ; de plus, des adhérences nombreuses de l'intestin au sac, qui, lors de la réduction, remontait avec l'intestin, et faisait à l'entrée de l'anneau une petite masse pâteuse, indolente, qu'on avait prise pour de l'épiploon.

Obs. VIII. — Hernie irréductible enflammée (Soc. de chir.,
26 février 1862, in *Union méd.*, 15 avril 1862).

Un homme de 70 ans avait une hernie inguinale gauche, ancienne, volumineuse, et restée depuis longtemps sans être réduite ; il fut pris de coliques, de nausées, de vomissements, de ballonnement du ventre et de constipation. Ces accidents se développèrent lentement, sans acuité et avec une médiocre intensité. M. le Dr Ch. Rouhier, de Recey-sur-Ource (Côte-d'Or), appelé huit jours après le début des accidents, trouva la tumeur herniaire tendue, mais peu douloureuse ; la peau avait son aspect normal. Il employa le traitement usité contre l'engouement, mais sans succès. Le pouls devint fréquent, les accidents s'aggravèrent, et l'opération fut pratiquée dix jours après le début de la maladie.

L'ouverture du sac donne issue à un verre de pus grumeleux, d'une odeur fétide. Les parois du sac, épaissies, adhèrent à l'intestin, qui offre des traces évidentes d'inflammation, mais ne présente pas d'autre altération. Les anses intestinales herniées forment un volume assez considérable ; elles n'ont subi aucune constriction ; il n'y a pas de débridement à faire, les orifices sont larges. *Les anses intestinales herniées renferment des gaz accumulés*, une pression méthodique les refoule en partie seulement dans l'abdomen, et le malade en rend de temps en temps quelques-uns. L'intestin n'est pas réduit. Pansement simple.

Quelques matières sont alors rendues par l'anus ; le pouls devient à peu près normal ; *le lendemain le malade a 4 selles.* Applications émollientes.

Enfin, la tumeur herniaire diminue de volume, et la plaie se cicatrise. Le malade se rétablit en conservant sa hernie.

Convenons d'abord que dans ces trois faits, on trouve les vrais signes de l'étranglement. Si la perméabilité de l'intestin n'a pas toujours été explorée à l'aide des purgatifs, du moins l'irréductibilité est constante. Or, pour montrer que ces hernies sont étranglées, nous n'aurions qu'à répéter ce que nous avons dit plus haut, p. 19 et suivantes. Il est inutile de revenir sur cette discussion ; mais nous appelons l'attention sur les points suivants.

(Obs. VI.) Dans un cas comme celui-ci, on pourrait nous demander quel intérêt nous trouvons à soutenir que la hernie est étranglée. C'est l'inflammation, comme le dit Malgaigne, qui a causé l'irréductibilité ; cette inflammation était légère, elle était sur son déclin, et te taxis devait suffire à la réduction. Inflammation simple ou étranglement consécutif, Malgaigne a donc bien agi. Sans doute, il n'y aurait là qu'une querelle de mots, si, dans les faits de ce genre, les partisans de Malgaigne réduisaient toujours la hernie. Mais généralement ils temporisent ; et, comme il n'y a que des transitions insensibles entre une occlusion légère et un étranglement serré, comme le plus souvent le diagnostic est très-douteux, la temporisation peut devenir une erreur grave (obs. XIX). Si Malgaigne a raison dans l'exemple cité, c'est justement parce qu'il a essayé le taxis, comme l'aurait fait en pareil cas tout chirurgien partisan de l'étranglement.

(Obs. VIII.) Sans doute, Malgaigne n'eût pas opéré cette hernie ancienne, volumineuse, mal contenue et donnant depuis huit jours des symptômes de médiocre intensité. Cependant les accidents s'aggravèrent tellement, que l'opération fut jugée nécessaire, et l'événement démontra qu'elle était opportune. La réalité de l'étranglement ne fait pour nous aucun doute. Il y a, dans l'observation, une contradiction flagrante. On note la liberté de l'intestin et la largeur des orifices ; puis on ajoute aussitôt : les anses intestinales renferment des gaz accumulés ; une pression méthodique les refoule en partie seulement dans l'abdomen ; quelques matières sont alors rendues ; le lendemain, quatre selles. Or, il est impossible que des gaz s'accumulent dans la hernie, si elle communique librement avec l'abdomen. La largeur des orifices n'était donc pas telle qu'elle permît la rentrée des gaz et la circulation des matières ; et celles-ci ne purent forcer l'obstacle qu'après la diminution de volume de la hernie sous l'influence des pressions méthodiques. Conclusion : les gaz développés dans l'intestin avaient amené sa distension et l'étroitesse relative de l'anneau ; il y avait étranglement.

Remarquons enfin que, dans les trois faits qui précèdent, les signes d'occlusion surviennent progressivement, dans des hernies déjà sorties, après des phénomènes d'irritation, tels que coliques et diarrhée. Rien ne ressemble à l'*irréductibilité immédiate* que nous signalions plus haut. Si donc il y a étranglement, comme nous l'avons soutenu, c'est ici, comme après les contusions herniaires, un étranglement consécutif.

Voici maintenant des faits où rien ne démontre l'inflammation primitive. La péritonite herniaire existe; mais elle est, selon toute vraisemblance, consécutive à l'étranglement.

Obs. IX. — (Union méd., 1858, p. 145.)

Hernie datant de l'enfance, chez un homme de 43 ans. Signes d'étranglement le 2 mars 1858. *Dans un violent effort de toux*, la hernie glisse sous le bandage ; *presque aussitôt le malade fait de vigoureuses tentatives de réduction qui restent infructueuses.* Le soir, il commence à vomir, et à minuit il entre à l'hôpital.

Le 3. Tumeur un peu plus grosse que le poing, très-ferme, donnant partout de la matité à la percussion. Plusieurs tentatives de taxis. Opération par M. Huguier. Le sac incisé laisse écouler une assez grande quantité de liquide séro-sanguinolent.

Anse intestinale de 15 à 20 cent. de longueur, très-injectée, et paraissant déjà le siége d'une vive inflammation.

Le doigt, introduit de bas en haut dans le sac, pénètre facilement jusque dans le ventre. *Néanmoins, l'anse herniée, trop distendue, ne peut être réduite.* M. Huguier, pour en diminuer le volume, fait avec un fin trocart une ponction qui donne issue à une grande quantité de liquide lie-de-vin.

Après cette évacuation, la réduction ne pouvant encore être obtenue, M. Huguier fait un débridement directement en dehors. L'intestin alors rentre facilement. Mort de péritonite la nuit suivante.

Obs. X. — Hernie inguinale étranglée. Opération. Difficultés considérables de réduction. Établissement d'un anus contre nature. Péritonite. Mort (1).

Homme de 54 ans, atteint depuis longues années d'une volumineuse hernie vaginale du côté gauche. Elle n'était pas habituellement contenue, mais elle rentrait et sortait très-facilement.

Le 22 octobre 1866, *sous l'influence d'un effort*, la hernie est sortie *plus volumineuse*, dit-il, et *ses essais pour la faire rentrer sont demeurés inpuissants.*

La tumeur occupe la région inguinale gauche ; elle est très-volumineuse et paraît descendre très-bas dans le scrotum. Du reste, pas de changement de couleur à la peau, matité à la percussion, pas de douleur à la pression et symptômes généraux bons, sauf que l'appétit est perdu, qu'il y a quelques éructations, quelques nausées, pas de vomis-

(1) Marc Girard. De la kélotomie sans réduction, 1868, p. 99.

sements et une constipation qui remonte à trente-six heures. Le soir, à trois heures, taxis infructueux.

Le 24. Même état, légères tentatives de taxis. (Bains prolongés, onguent napolitain belladoné.)

Le 25. Pas de changement. Eu égard au volume de la hernie et au peu d'intensité des symptômes locaux et généraux, on considère cette hernie comme simplement enflammée.

Mais le lendemain, 26 octobre, la scène pathologique a changé de face ; le malade n'a pas dormi ; il a eu toute la nuit des nausées, des éructations fréquentes, trois ou quatre vomissements bilieux. La tumeur herniaire a gardé le même volume ; mais la peau est rouge, la pression donloureuse ; le ventre est légèrement ballonné, la constipation opiniâtre. Tentatives de taxis infructueuses. Opération.

En dedans, une anse intestinale longue de 10 cent., rougeâtre, un peu brune, mais ni noire ni plissée ; en dehors, une masse épiploïque, grosse comme la moitié du poing, paraissant saine vers le pédicule, mais fortement congestionnée vers la partie médiane et noirâtre inférieurement, avec des extravasations sanguines.

L'anse intestinale paraît peu serrée par le collet du sac. Cependant le chirurgien débride en haut et en dehors assez largement ; puis il passe à la reduction, mais alors tous ses efforts échouent.

Il débride de nouveau et plus en dedans ; ses efforts de réduction demeurent encore vains. Ponction avec un trocart explorateur : les fèces ne sortent que très-difficilement et goutte à goutte, et point de gaz. Alors, l'opérateur fend l'intestin d'un coup de ciseaux et donne ainsi issue à une abondante quantité de matières fécales ; puis il dispose tout pour la formation d'un anus anormal. L'épiploon est lié et excisé.

Mort le lendemain, de péritonite généralisée.

Obs. XI (personnelle). — Entéro-épiplocèle étranglée. Péritonite
herniaire. Guérison.

Le 19 novembre 1868, Michel (Joseph), 53 ans, entre à l'hôpital Lariboisière, salle Saint-Louis no 27.

Hernie inguinale gauche, maintenue habituellement par un bandage, sortant quelquefois, mais rentrant facilement.

Il y a quelques jours, le bandage usé se cassa, et la hernie sortit *plus volumineuse que de coutume. Le malade fit aussitôt des efforts de réduction qui restèrent inutiles.*

A l'entrée du malade, tumeur du volume du poing, du côté gauche, entéro-épiplocèle ; constipation, douleur à l'aine, rougeur et douleur aux bourses ; ni nausées ni vomissements. On diagnostique une péritonite herniaire, et on défend expressément de faire le taxis.

Prescription. — 6 sangsues au-dessus du collet de la hernie ; garder la position horizontale autant que possible (le malade est asthmatique), et élever de temps en temps les bourses avec la main.

Le 20. Vers le soir, et pendant la nuit suivante, *le malade vomit à plusieurs reprises des matières fécaloïdes*, et à la visite du 21, on parle d'opérer. On n'en fait rien cependant ; on continue à élever les bourses, à y mettre des cataplasmes.

Le 22. Les phénomènes inflammatoires ont disparu, et la hernie s'est réduite spontanément.

Le 23. Le malade est en bon état. Il raconte alors qu'un an auparavant, il est déjà entré dans le même service pour des accidents semblables, et que le même traitement a eu le même succès.

On maintient la hernie à l'aide d'un spica. Le malade sort le 15 décembre.

Dans chacun de ces faits, la péritonite herniaire paraît jouer un rôle. Elle est constatée pendant l'opération (obs. IX) d'une manière plus ou moins nette (obs. X), ou se traduit par certains signes cliniques, la hernie devenant réductible quand l'inflammation est tombée (obs. XI). Mais dans tous les cas, c'est l'étranglement qui ouvre la scène, et, si l'inflammation vient rendre l'irréductibilité plus complète, du moins n'en est-elle pas la cause. En effet, la hernie se produit à la suite d'un effort, d'une quinte de toux (obs. IX et X), elle sort plus volumineuse que de coutume (obs. X et XI), et le taxis, pratiqué aussitôt, reste inutile. En d'autres termes, l'irréductibilité est immédiate, contemporaine de la sortie de l'intestin, et, par suite, indépendante de l'inflammation.

Ajoutons quelques remarques particulières. L'obs. IX présente une certaine analogie avec l'obs. VIII. Ici encore, nous voyons un étranglement, qui permet l'introduction du doigt, comprimer assez le pédicule pour empêcher la circulation des liquides, et amener la distension de l'anse intestinale. Cependant, une hernie si ancienne et d'un tel volume se place naturellement parmi celles qui, au dire de Malgaigne, ne s'étranglent pas. Comment donc appeler cet état de l'intestin, dans lequel les parois sont adossées, la cavité effacée au niveau du pédicule, au point d'interrompre toute communication avec l'abdomen, et d'exiger, pour la réduction, une ponction et un débridement ?

L'observation X porte le titre de *hernie étranglée ;* l'auteur n'y discute pas la péritonite herniaire. Nous devions néanmoins la citer, car Malgaigne en eût fait un pseudo-étranglement. Nous n'en voulons pour preuve que les détails suivants : hernie inguinale très-ancienne, volumineuse, habituellement non contenue, rentrant et sortant facilement ; symptômes d'abord peu pressants ; anse intestinale rougeâtre, masse épiploïque congestionnée ; l'intestin semble peu serré par le collet. Cette hernie fut en effet considérée tout d'abord comme simplement enflammée ; mais l'aggravation subite des symptômes fit changer le diagnostic. En fait, nous croyons à un étranglement ; les matières qui distendaient l'anse intestinale, jouaient ici le même rôle que les gaz dans l'observation VIII, et les liquides dans l'observation IX. Bien que l'intestin parût peu serré, il l'était assez pour que la circulation fût interrompue ; et, si la réduction fut impossible avant comme après le débridement, c'est qu'au lieu de gaz, faciles à déplacer par des pressions méthodiques, l'intestin contenait des matières solides. L'auteur cherche une autre explication de l'irréductibilité après débridement ; il estime « que le volume assez considérable de la hernie et la tension des parois abdominales, exagérée par le météorisme in

testinal, sont les deux causes qui ont rendu la réduction impossible. » Nous ne comprenons pas bien le
rôle du météorisme et de la tension des parois ; et nous
ne pouvons admettre qu'une disproportion entre la hernie et l'orifice qu'elle devait franchir.

Nous ne dirons qu'un mot sur l'observation XI.
Qu'on admette, ou non, la péritonite herniaire, qu'on
la juge primitive ou consécutive, peu nous importe :
les vomissements fécaloïdes nous suffisent pour affirmer
l'étranglement.

Troisième série de faits : hernies volumineuses avec
étranglements peu serrés, mais différant des précédents
par l'absence de toute phlegmasie. Celle-ci, du moins,
n'y est démontrée que par des signes qui n'ont aucune
relation nécessaire avec elle, bien que jugés suffisants sur
la foi de Malgaigne. Or, pour discuter sur le rôle de
l'inflammation, il faudrait d'abord être sûr qu'elle
existe, sinon la théorie tombe d'elle-même.

Obs. XII (obs. 2 du mémoire de Malgaigne. J. de chirurgie, 1843).

Pendant que Malgaigne faisait une leçon clinique à l'amphithéâtre,
M. E. Cloquet, interne du service, vient lui annoncer l'arrivée d'un malade atteint de hernie étranglée ; il ajoute que cet homme portait habituellement un bandage qui contenait mal la hernie. Sur ce seul renseignement,
Malgaigne, qui s'était déjà levé, se rassied et continue sa leçon. Lorsqu'il
a terminé, il trouve un homme de 61 ans, portant une hernie depuis
cinq ans. Face grippée, coliques et nausées, un vomissement il y a
quelques instants. Tumeur deux fois grosse comme un œuf ordinaire ;
le doigt pénètre librement dans l'anneau. Malgaigne pratique le taxis,
et opère la réduction en quelques minutes. Les élèves du service sont
frappés d'étonnement.

Obs. XIII. — Engouement herniaire vrai. Réduction après dix jours de
rétention des matières. (Azam, Gaz. des hôp., 1860, p. 483.)

Homme de 40 ans. Hernie inguinale depuis l'âge de 10 ans, volumi-

neuse, rentrant bien habituellement, plus difficile à réduire depuis quelque temps. Le 28 août, elle devient, sans cause appréciable, irréductible,
douloureuse. Symptômes généraux assez marqués. Tumeur de 14 centimètres de hauteur sur 32 de circonférence, duré, point douloureuse à
la pression, d'une matité absolue; formée en partie d'une masse dure
et bosseléc, et paraissant contenir du liquide. Taxis sans résultat. Per-
suadé qu'il a affaire à un engouement, M. Azam temporise. Les symptômes s'aggravent d'abord, le ventre se ballonne davautage. Enfin, le 6
septembre, le chirurgien réduit avec facilité.

OBS. XIV. — Hernie congénitale de l'S iliaque du côlon. Pseudo-étranglement. Opération. Péritonite. Mort. (Gillette, Soc. anat., 1862,
p. 25.)

Homme de 43 ans, présentant les signes locaux et généraux du pseudo-
étranglement herniaire. La hernie est inguinale, siege à gauche, et
paraît congénitale. Elle a toujours existé, au dire du malade, et est
devenue deux fois déjà le siége de quelques accidents, douleurs et irréductibilité temporaire.

8 avril. La hernie est sortie *plus volumineuse que d'ordinaire. Réduction impossible.*

Le 11. Tumeur de la grosseur d'une petite orange atteignant à peine
le testicule.

Taxis. Les manœuvres de réduction sont peu douloureuses, la peau
est saine. Léger ballonnement du ventre, qui est peu douloureux à la
pression. Depuis la veille, pas de vomissements. Le facies est bon, le
pouls est calme. Glace sur la tumeur, bains, lavements purgatifs.

Le 12. L'état du malade n'a pas changé ; peu de vomissements: mais
la constipation persiste. M. Michon fait un taxis modéré, sans résultat.
Le 13, même état. Le 14, l'aggravation du mal est grande, les vomissements sont abondants, le ventre est très-météorisé et douloureux, respiration gênée, facies altéré, pouls misérable et fréquent. M. Michon
pense devoir opérer.

L'incision du sac donne issue à une grande quantité de sérosité limpide, transparente. L'intestin paraît un peu congestionné. Après un
débridement léger, M. Michon procède à la réduction, que la distension
des intestins par les gaz rend longue, sinon difficile.

Signes de péritonite aiguë. Mort le 18.

Richelot.   4

Autopsie. — Péritonite générale avec épanchement purulent abondant. La partie herniée est la fin de l'S iliaque, dans une étendue de moins de 1 décimètre. Celui-ci présente quelques taches noires et même livides. L'orifice de sortie de la hernie est large, le pouce y pénètre facilement. Le bistouri, pendant l'opération, ne paraît pas l'avoir entamé. La hernie est bien congénitale.

Obs. XV. — Hernie inguinale externe gauche, entéro-épiploïque, étranglée. Opération. Mort vingt-quatre heures après. (Leçon de Nélaton, recueillie par Gillette, Soc. anat., 1862, p. 27.)

Homme de 58 ans. Porte depuis de longues années une hernie à droite et une à gauche, toutes deux dans la région inguinale. A gauche, elle existe depuis trente ans ; c'est elle qui est le siége des accidents.

Elle était facilement réductible ; mais il restait toujours une petite masse qui ne disparaissait pas par le taxis. Le malade portait un bandange qui ne contenait l'intestin que très-imparfaitement et le laissait souvent s'échapper.

Le 3 janvier, *au milieu d'efforts de toux*, la hernie sort, et *ne peut être réduite par les efforts du malade*, répétés pendant 18 heures. Hoquet, nausées, vomissements brunâtres à odeur fécale.

Le 5 janvier, le taxis est pratiqué par un médecin, à deux reprises différentes. Le malade entre à l'hôpital le 6 janvier.

Tumeur volumineuse, formée évidemment par l'intestin et l'épiploon. La région de la hernie porte des traces évidentes de taxis : les téguments de la verge sont tuméfiés, lisses et œdématiés. L'abdomen n'offre rien de particulier ; il est un peu douloureux au voisinage de la hernie. Les intestins ne sont que médiocrement distendus ; la respiration se fait bien. Cependant, les mains sont violettes comme celles des cholériques.

Le pouls est bon, sans accélération. On n'a donc pas de signes d'inflammation grave du côté des intestins.

M. Nélaton (étranglement datant de 3 jours, tentatives de taxis prolongées et infructueuses) pratique immédiatement l'opération.

La hernie contient à peine un peu de sérosité. On trouve une anse intestinale d'une coloration bleue assez foncée, intacte au niveau du collet, et une masse considérable d'épiploon descendant au-devant de l'intestin jusqu'au fond du sac. *Débridement léger, réduction facile ;* excision de l'épiploon.

Mort de péritonite suraiguë.

Autopsie. — Agglutination très-étendue des intestins, de l'épiploon et de la paroi abdominale. On reconnaît l'anse intestinale étranglée à

sa coloration noire, et de plus, *aux deux rétrécissements situés,
l'un à son union avec le bout inférieur, l'autre à son union avec le bout
supérieur, qui est un peu plus dilaté que le précédent.* Pas de lésion de
l'intestin, aucune ulcération apparente, ni à l'extérieur, ni du côté de
la surface muqueuse.

OBS. XVI (personnelle). — Hernie inguinale volumineuse. Irréductibilité
temporaire.

Pierre Berger, 66 ans, boulanger, entre à l'hôpital Lariboisière, salle
Saint-Louis, n° 20, le 6 janvier 1870. Il porte depuis trente ans une hernie inguino-scrotale très-volumineuse du côté droit. Au dire du malade,
cette hernie rentre toujours facilement et d'une manière complète, lorsqu'il est couché ; lorsqu'il se lève, elle sort immédiatement.

Ce matin (6 janvier), *tandis qu'il pétrissait,* la hernie est sortie *plus
volumineuse que de coutume,* elle atteint presque les dimensions d'une
tête d'adulte. *Le malade a essayé aussitôt de la faire rentrer, mais sans y
parvenir.* C'est la troisième fois, dit-il, que pareil accident lui arrive. Il
s'est fait transporter à l'hôpital, sans qu'aucun médecin soit intervenu.

La tumeur est fortement tendue, partout sonore, sauf à la partie la
plus déclive, et complètement indolente, excepté au niveau de l'anneau,
où la pression éveille une légère sensibilité. Quelques irradiations douloureuses à l'abdomen, qui est légèrement tympanisé. Il y a déjà eu
quelques vomissements bilieux. La constipation est complète ; aucune
émission de gaz par l'anus. On évite toute manœuvre de taxis. — Cataplasmes et onguent napolitain belladoné. Elévation des bourses. Glace à
l'intérieur.

Dans la journée, même constipation, même absence d'excrétion gazeuse. Appétit presque nul. Pas de vomissements ; quelques nausées,
calmées par la glace. — Temp. matin, 37°2 ; soir, 36°5. P. 56.

7 janvier. Même état général, facies bon, apyrexie. La tumeur a un
peu diminué de volume ; la peau qui la recouvre est ridée et moins tendue. La douleur est toujours très-peu marquée et localisée au côté externe
de l'anneau ; la tympanite intestinale n'a pas fait de progrès, non plus
que la matité de la partie inférieure de la tumeur.

Dans la journée, un vomissement bilieux. L'état général reste bon.
Un lavement purgatif détermine vers le soir une selle abondante. Le
soir, léger mouvement fébrile ; mais la douleur n'a pas fait de progrès.
— T. m., 38° ; s., 38°8. P. 100.

Le 8. La nuit a été bonne. Le volume de la hernie a beaucoup diminué. Il est facile maintenant de sentir le liquide qui occupe la partie inférieure. A quatre heures de l'après-midi, la hernie rentre d'elle-même. Lorsque le malade tousse, elle tend à sortir de nouveau ; mais il la contient en appliquant la main sur l'anneau. — T. m., 37°3; s., 38. P. 70.

L'irréductibilité a duré soixante heures.

Obs. XVII (personnelle). — Hernie inguinale volumineuse. Irréductibilité temporaire.

Firmin Jude, 37 ans, poseur de rails, entre à l'hôpital Lariboisière, salle Saint-Augustin, n° 30, le 17 avril 1871. Il porte depuis sept ans une hernie inguinale volumineuse du côté gauche. Elle est toujours réductible, dans la position horizontale, et n'est jamais devenue le siége d'accidents. Le malade n'a jamais porté de bandage.

La veille de son entrée, *pendant un effort*, la hernie sortit tout à coup *plus volumineuse que de coutume. Efforts de réduction immédiats, sans résultat.*

17 avril. La tumeur offre les dimensions d'une tête d'adulte, qu'elle n'atteignait pas ordinairement, au dire du malade. Elle rend un son mat dans presque toute son étendue ; elle n'est le siége d'aucune douleur spontanée. La pression détermine une douleur légère au niveau de l'anneau. Ventre un peu ballonné ; un vomissement bilieux dans la matinée ; quelques nausées ; appétit nul ; constipation absolue. — Application de sangsues au-dessus de l'anneau. Elévation des bourses, tête peu élevée, jambes fléchies. Cataplasmes. Aucune tentative de réduction.

Le 18. Même état : aucune douleur ; la constipation est toujours complète, le ventre reste légèrement tympanisé ; vomissements bilieux de temps en temps. On administre un lavement de sulfate de soude, sans résultat. Cependant, la hernie est beaucoup moins volumineuse ; elle est presque diminuée de moitié.

Les jours suivants, l'état général reste bon, le facies naturel. Seulement le malade n'a aucun appétit, vomit toujours des matières bilieuses, et les lavements de sulfate de soude restent sans aucun effet. On continue le même traitement, c'est-à-dire la position et les cataplasmes. Le 22 avril enfin, la réduction a lieu spontanément.

Aussitôt les selles se rétablissent, l'appétit revient, et la guérison est complète. L'irréductibilité et la rétention des matières avaient duré six jours pleins.

Obs. XVIII (personnelle). — Hernie inguinale volumineuse. Irréductibilité temporaire.

Marie-Julienne Prévost, 52 ans, entre le 28 février 1872 à l'hôpital de la Pitié, salle Saint-Augustin, n° 23. Elle porte depuis quinze ans une hernie inguinale du côté gauche, habituellement sortie, ou mal contenue par un bandage porté irrégulièrement.

26 février. *Pendant un effort*, la hernie sort et devient irréductible. Des vomissements alimentaires seulement se déclarent; il y a absence complète de selles pendant quarante-huit heures. La malade entre alors à l'hôpital (28 février); l'interne de garde fait le taxis et opère la réduction.

Le 29. La hernie sort de nouveau, plus grosse qu'à l'ordinaire, son volume dépasse celui du poing; elle devient de nouveau irréductible. On pratique alors le taxis pendant dix minutes, sans chloroforme. Les manœuvres sont peu douloureuses, mais la réduction est impossible. On administre le chloroforme, et, à peine la malade est-elle endormie, qu'un léger effort de taxis fait rentrer l'intestin. Après la réduction, le doigt pénètre facilement dans l'anneau qui paraît large.

Les sept observations qui précèdent ont trait à des hernies de Malgaigne, à des hernies qui, d'après la doctrine, ne s'étranglent pas, et exigent la temporisation. Les signes qu'on attribue au pseudo-étranglement sont consignés dans chacune d'elles : âge du malade, ancienneté de la hernie, volume, défaut de contention, réductibilité habituelle, largeur de l'anneau, bénignité des symptômes, au moins au début.

Cependant, où est la péritonite? Où trouver un signe clinique qui la démontre, une lésion constatée pendant l'opération ou à l'autopsie, qu'on puisse légitimement lui attribuer?

Ce sont des étranglements primitifs, auxquels s'applique l'argument de l'irréductibilité immédiate ; il suffit de les lire pour s'en convaincre. Le mode de début, il est vrai, n'est pas précisément noté dans les trois premières observations; mais nous ne connaissons de ces faits que ce qu'on veut bien nous en dire, et, en l'absence de ce renseignement, nous avons cru devoir les consigner parmi ceux dans lesquels rien n'autorise à attribuer un rôle à l'inflammation primitive.

(Obs. XII.) C'est un cas fort simple d'étranglement

peu serré, que Malgaigne réduisit sans trop de peine à l'entrée du malade. Rien ne peut faire songer à une péritonite herniaire, à moins qu'on ne s'en rapporte à cette phrase écrite par Malgaigne dans son mémoire de 1843 : « Pour les étranglements vrais, il est plus sûr de procéder promptement à l'opération que de perdre un temps précieux à des tentatives de réduction *presque toujours inutiles.* » Ainsi, Malgaigne n'admet l'étranglement vrai que dans les cas où le taxis est impuissant ; assertion dénuée de preuves, mais commode pour déclarer enflammées toutes les hernies qui cèdent au taxis. Dans l'exemple cité, apprenant que la hernie était mal contenue depuis longtemps, Malgaigne n'en demande pas davantage, nie l'étranglement et continue sa leçon. La hernie est réduite une heure plus tard ; qu'est-ce que cela prouve, sinon qu'on peut réduire une hernie étranglée une heure après l'entrée du malade ? Les élèves du service sont stupéfaits de cette tranquillité ; mais Malgaigne n'eût pas dû en tirer gloire : ils l'eussent été à moins.

(Obs. XIII.) Dans l'opinion de M. Azam, la hernie est *engouée* par les matières fécales ; mais Malgaigne en aurait fait un type de pseudo-étranglement. C'est ce dernier motif qui nous a engagé à transcrire l'observation. Or, il ne suffit pas que la hernie présente quelques douleurs spontanées, ni que le sac contienne un peu de liquide pour diagnostiquer une inflammation herniaire ; car les étranglements vrais des petites hernies sont douloureux, et l'exsudation du liquide peut être due à la gêne mecanique de la circulation (1). Voici d'ailleurs comment s'exprimait sur ce fait M. Giraldès : « Il est plus que probable que les accidents

(1) Demeaux, thèse inaugurale, 1843.

observés étaient produits par un étranglement lent, bien plutôt que par une accumulation de matières déterminant une gêne au libre cours des matières fécales... La temporisation, dans ce cas suivie de succès, ne me paraît pas devoir être adoptée dans des cas analogues. En effet, on sait trop bien aujourd'hui qu'une longue temporisation est souvent fatale dans les hernies étranglées. Les relevés statistiques démontrent que la mortalité, après les opérations de hernies, est d'autant plus grande que l'opération a été plus tardivement pratiquée. » Ainsi, là où M. Azam dit « engouement », et où Malgaigne aurait dit « péritonite herniaire », M. Giraldès opine pour l'« étranglement lent », et déclare ne pas se fier à la temporisation.

(Obs. XIV et XV.) En quoi le malade de M. Michon présente-t-il « les signes locaux et généraux du pseudo-étranglement »? Mode de début, indolence du taxis, sérosité limpide, intestin peu congestionné, rien n'atteste la phlegmasie. Au contraire, tout plaide en faveur de l'étranglement : irréductibilité immédiate, constipation opiniâtre, vomissements abondants, facies altéré, pouls misérable et fréquent.

Le second fait, rédigé comme le précédent par M. Gillette, alors interne des hôpitaux, est un cas d'étranglement aussi net (vomissements brûnâtres à odeur fécale), bien qu'il s'agisse d'une hernie de Malgaigne. Nélaton croit à l'étranglement, et opère ; l'observation est publiée sous le titre de hernie étranglée. Pourquoi donc M. Gillette conclut-il au pseudo-étranglement avec Michon, à l'étranglement vrai avec Nélaton ? Ses convictions avaient-elles changé d'une année à l'autre ? Ou n'est-ce pas plutôt qu'il avait changé de service ?

Nous ajouterons une remarque sur l'observation XV.. Les vomissements fécaloïdes, la cyanose, et surtout les deux rétrécissements que l'intestin présente, n'étaient-ce pas là des raisons suffisantes pour ranger cette observation parmi celles qui viendront bientôt, et qui sont la véritable pierre d'achopement de la théorie de Malgaigne: Hernies volumineuses avec étranglements serrés? Mais le degré de la constriction n'y est pas explicitement noté, et la réduction a été facile, après un débridement léger. C'est un exemple qui confirme ce que nous disions plus haut, à savoir qu'il est bien difficile d'établir des catégories absolues, et que, parmi les hernies appartenant au type de Malgaigne, on peut trouver toutes les formes, tous les degrés de l'étranglement.

Un mot maintenant des observations qui nous sont personnelles. La troisième (XVIII) n'offre rien à signaler que nous n'ayons dit plus haut. Les deux premières (XVI et XVII) sont remarquables par le volume excessif de la hernie ; c'est là, comme nous le verrons plus bas, un élément dont il faut tenir compte dans le pronostic, et par suite dans le traitement des hernies irréductibles. L'observation de Pierre Berger eût été pour Malgaigne un beau type de pseudo-étranglement. Et cependant, sur quel signe se fonder pour admettre l'inflammation? La hernie est devenue brusquement irréductible à la suite de violents efforts ; elle est indolente, sauf une légère sensibilité au niveau de l'anneau, précisément au point où nous admettons que le pédicule est comprimé. On cherche en vain dans toute l'observation un symptôme de phlegmasie. Et cela est tellement vrai, que le chirurgien qui examinait ce malade, grand partisan de la doctrine de Malgaigne, avouait ne pas trouver trace de péronite, et prescrivait des applications émollientes, non pour la calmer, mais pour en prévenir, disait-il, le développement; et c'est pour la même raison qu'il évitait le taxis. Cependant il parlait de pseudo-étranglement, et rappelait les idées de Malgaigne. C'était se contredire; car inflammation herniaire et pseudo-étranglement sont synonymes; l'inflammation seule, aux termes de la doctrine. peut simuler l'étranglement. Les jours suivants, à la vérité, le même chirurgien tournait la difficulté en expliquant aux élèves que la hernie était, non pas étranglée, mais « incarcérée » seulement. Que voulait dire ce mot? Une hernie incarcérée, c'est une hernie en prison. Or, pourquoi reste-t-elle en prison, si la porte est ouverte?

Et que signifiait cette constipation absolue, cette absence totale d'émission gazeuse par l'anus ?

On pourrait dire que la diminution de la tumeur, et sa réduction spontanée, sont dues à la chute de l'inflammation, sous l'influence des antiphlogistiques. Mais nous comprenons aussi bien que la position élevée des bourses et les contractions déterminées par le lavement purgatif, aient amené peu à peu la rentrée des gaz dans l'abdomen à travers un étranglement peu serré, et le retrait progressif des anses intestinales.

Le cas de Firmin Jude nous paraît offrir une complète analogie avec le précédent. Aussi n'y insisterons-nous pas davantage. Nous avons hâte de passer à l'examen des faits qui infirment le plus directement la théorie de Malgaigne, et qui montrent combien il est dangereux de s'y fier aveuglément.

Observations de hernies volumineuses avec étranglement serré.

Nous rapporterons d'abord le fait qui a été l'origine de ce travail. Après tout ce que nous avons dit, nous ne croyons pas utile d'en faire une longue analyse. Il peut se résumer ainsi : Hernie volumineuse, ancienne, ordinairement réductible, mal contenue par un bandage insuffisant; signes d'étranglement manifestes ; le chirurgien appelé à l'examiner, partisan de la doctrine de Malgaigne, ne tient compte que des commémoratifs, nie l'étranglement, et temporise ; le lendemain, il est obligé d'opérer *in extremis;* on trouve un étranglement très-serré.

Obs. XIX (personnelle). — Hernie crurale volumineuse étranglée. Temporisation. Opération in extremis. Mort.

S..., journalière, 36 ans, entre à l'hôpital Lariboisière, salle Sainte-Jeanne, n° 12, le 3 février 1870. Elle porte une hernie crurale du côté droit, qui s'est montrée pour la première fois il y a dix ans, pendant les efforts d'un premier accouchement. Cette tumeur, qui était grosse comme une noix, est restée facilement réductible, et sans causer aucun accident jusqu'à une deuxième couche ; à cette époque elle augmenta légèrement de volume, puis elle resta longtemps stationnaire. Elle est habituellement assez mal contenue par un bandage insuffisant.

Depuis un mois la malade se plaint de troubles digestifs ; cependant l'appétit n'a pas disparu complètement ; elle va à la selle, sinon régulièrement, du moins sans difficulté. En même temps le volume de la tumeur s'est légèrement accru.

Depuis quatre jours, la hernie est complètement irréductible. Constipation absolue, ventre ballonné et douloureux, vomissements bilieux assez fréquents. Un médecin de la ville a fait d'inutiles tentatives de taxis.

3 février. La tumeur, du volume d'une tête de fœtus à terme, est située manifestement au-dessous de l'arcade de Fallope. La peau est rouge ; l'anneau est le siége d'une douleur vive, soit spontanée, soit à la

pression. Douleur abdominale et météorisme assez développé. Température, 37°,7.

Tenant compte des divers caractères que présente cette hernie, volume, ancienneté, absence de contention exacte, le chirurgien n'hésite pas à la ranger parmi les hernies de Malgaigne, et déclare que l'étranglement vrai n'est pas à craindre. Il porte le diagnostic : péritonite herniaire simulant l'étranglement ; et, craignant que la réduction de la tumeur ne soit plus nuisible qu'utile, en généralisant une péritonite actuellement localisée dans le sac herniaire, il s'abstient de toute manœuvre de taxis, et recommande la temporisation. — Cataplasmes, onguent napolitain belladoné, lavement purgatif.

Dans la journée surviennent des vomissements verdâtres, légèrement fétides. Quelques matières intestinales ont été rendues avec le lavement purgatif, mais elle viennent sans doute du bout inférieur de l'intestin. La douleur abdominale augmente d'intensité. Temp. soir 36°,7.

4 février. L'état général, déjà sérieux hier, est devenu très-grave. Face grippée, pouls misérable, ventre tendu et douloureux, vomissements répétés, paraissant presque fécaloïdes. Temp. 36°,6.

La gravité des symptômes oblige le chirurgien à revenir sur son pronostic. L'opération est décidée.

L'incision du sac donne issue à une petite quantité de liquide sanguinolent ; la présence de ce sang est attribuée aux manœuvres de taxis auxquelles la malade a été soumise avant son entrée. On trouve une anse intestinale et de l'épiploon. L'anse intestinale, violette, ardoisée, est étroitement serrée par l'anneau. *En introduisant le petit doigt dans le sac, vers le pédicule de la hernie, on constate que l'orifice est inextensible, très étroit, et qu'il serait impossible, à moins d'y mettre une grande force, d'introduire le doigt entre l'intestin et le contour fibreux.*

On réduit l'intestin après débridement ; on résèque l'épiploon à l'aide de l'écraseur linéaire.

Deux heures après l'opération, temp. 36°,5. Un lavement purgatif amène une évacuation peu abondante. Les vomissements et la douleur abdominale continuent. Temp. à six heures du soir, 36°,5 ; à neuf heures, 36°,2.

5 février. Même état. Temp. matin, 37°,1 ; soir, 36°,8. — Calomel à l'intérieur ; lavement purgatif. — Une selle abondante dans la journée.

Le 6. Face grippée, yeux caves, météorisme extrême ; pouls fréquent, petit, inégal ; nausées, hoquet, vomissements. Temp. matin, 36°,4 ; soir, 38°.

Mort à 10 heures du soir.

Autopsie. Lésions ordinaires de la péritonite; fausses membranes et épanchement purulent dans l'abdomen. L'anse intestinale herniée, violette à l'extérieur, est rouge à la face interne; la muqueuse est ramollie, les follicules isolés font saillie sous forme de petits points blanchâtres du volume d'une tête d'épingle. *Au point où siégeait l'étranglement, l'intestin présente un sillon creusé sur sa face externe, comme s'il avait été serré par un lien circulaire.*

Après avoir recueilli cette observation, nous en avons cherché d'autres. Bientôt l'occasion s'est présentée à nous d'assister à un second fait analogue. Le voici en quelques mots :

Obs. XX (personnelle). — Hernie inguinale ancienne, volumineuse. Étranglement serré.

Désiré-Joseph Capiaux, 72 ans, entre à l'hôpital Lariboisière le 21 mars 1871, salle Saint-Augustin, n° 30. Il porte depuis dix ans deux hernies inguinales très-volumineuses, habituellement faciles à réduire, et très-mal contenues par un mauvais bandage.

22 mars. Depuis deux jours, la hernie du côté gauche est douloureuse, irréductible, plus grosse que les deux poings réunis. Les symptômes d'étranglement sont nets, la constipation est absolue; il y a déjà des vomissements fécaloïdes; cependant le malade est très-calme, se plaint peu, et l'état général ne paraît pas encore très-grave.

Taxis avec chloroforme pendant dix minutes; réduction impossible.

M. Polaillon, chargé du service, entreprend, sans hésiter, l'opération. On trouve une masse considérable d'épiploon, une anse intestinale assez petite, et *un anneau très-serré, dans lequel il est impossible d'introduire le petit doigt.* Cependant l'intestin ne paraît pas sensiblement altéré; il est un peu rouge, mais n'a rien perdu de son poli; on réduit après débridement.

Jours suivants. L'épiploon se gangrène, on l'excise en partie. La plaie devient fétide, un peu de fièvre se déclare; mais bientôt tout rentre dans l'ordre, et la plaie marche vers la guérison.

8 avril. Pneumonie intercurrente. 13 avril. Mort.

Nous avons consulté ensuite le livre de M. Gosselin (1), et nous y avons trouvé plusieurs observations

(1) Leçons sur les hernies, 1865.

semblables aux précédentes. Elles sont contenues dans les deux passages suivants :

Obs. XXI, XXII, XXIII (p. 160). — « Pour M. Malgaigne... la hernie n'est qu'enflammée lorsqu'elle est grosse, lorsqu'antérieurement elle n'était pas contenue par un bandage, lorsqu'enfin on peut passer le petit doigt entre l'anneau de la paroi abdominale et le collet de la tumeur. J'admettrais volontiers ces moyens de diagnostic, si, dans ces circonstances, on rencontrait, en effet, toujours une maladie bénigne, et qui pût, sans inconvénient, être abandonnée à elle-même. Mais j'ai observé des faits qui prouvent le contraire. Ainsi, en 1857, j'ai été appelé par MM. les Drs Jacquemin et Marcé, auprès d'un homme de 52 ans qui avait une tumeur péri-ombilicale grosse comme les deux poings, avec coliques, vomissements bilieux et absence complète de garde-robes depuis trois jours. Non-seulement la tumeur était très-grosse, mais encore elle avait toujours été fort mal contenue par un bandage qui, comme la plupart des bandages ombilicaux, laissait à tout instant passer la hernie. Il y avait bien là deux des caractères assignés par M. Malgaigne aux hernies enflammés. Il est vrai que le troisième, le passage du doigt entre les anneaux et le collet, manquait, mais cela pouvait tenir à ce que la tension de la peau par la tumeur étalée au-dessous d'elle s'opposait à l'introduction du doigt. Malgré les motifs qui auraient pu faire croire à une inflammation, le malade a fini par avoir des vomissements fécaloïdes; je l'ai opéré et j'ai trouvé deux longues anses intestinales, perforées l'une et l'autre à leur jonction avec les bouts supérieurs et inférieurs (en tout quatre perforations), et j'ai pu constater, avant le débridement, un étranglement des plus serrés. Sans doute les vomissements fécaloïdes auraient fait admettre à presque tout le monde et à M. Malgaigne lui-même l'existence de l'étranglement, quoique des partisans exagérés de l'inflammation herniaire aient considéré ces vomissements comme un des symptômes possibles de l'inflammation. Mais avant l'apparition des vomissements fécaloïdes et de l'état général grave qui les a accompagnés, on aurait cru à tort à l'existence d'une péritonite herniaire, puisque l'étranglement était assez serré pour avoir pu amener quatre perforations dans l'espace de quatre jours.

. . . .

» J'ai encore opéré deux grosses hernies inguinales, dans lesquelles j'avais pu passer le doigt entre l'anneau et le collet, et j'ai parfaitement constaté, avant de débrider, un étranglement des plus serrés par le collet du sac, une fois chez un vieillard de 62 ans, l'autre fois chez un vieillard de 80 ans.

« Il y a donc de grosses hernies pour lesquelles la démonstration de l'étranglement m'a été fournie de la façon la plus péremptoire.... »

Obs. XXIV et XXV (p. 350). — « Le 8 août 1846, je visitai, à l'hôpital de la Pitié, où je suppléais le professeur A. Bérard, le nommé H..., âgé de 68 ans, qui était déjà entré dans le service le 3 du même mois, avec une hernie inguinale droite, douloureuse, qui avait été réduite assez facilement par le taxis. Interrogé sur ses antécédents, cet homme avait répondu qu'il portait un bandage, mais qu'il en avait très-souvent négligé l'application, et que, d'ailleurs, la hernie s'échappait fréquemment sous la pelote. Un spica avait été placé immédiatement après la réduction, et tous les accidents avaient disparu, lorsque le 7 août, dans la matinée, cet appareil ayant été ôté par le malade, je ne sais pour quel motif, la hernie reparut, et avec elle revinrent quelques vomissements et des coliques.

» Le 8 au matin, vingt heures après la sortie de la hernie, je trouvai dans le côté droit du scrotum une tumeur plus grosse que le poing..., douloureuse à la pression, particulièrement au niveau de la partie supérieure. En cherchant ses rapports avec l'anneau inguinal, je fis pénétrer l'extrémité de mon doigt entre ce dernier et la tumeur...

» Du reste, le malade ayant peu vomi, les liquides rejetés ayant l'apparence bilieuse, les coliques étant modérées, le ventre non ballonné, le facies bon, le pouls sans fréquence, je me décidai à employer le taxis.. Je ne réussis pas, je fis appliquer de la glace sur la tumeur. Je revis le malade le même jour à sept heures du soir; il n'avait vomi qu'une fois et après avoir bu. Le ventre n'était ni douloureux, ni ballonné; la tumeur n'était pas plus douloureuse que le matin, il n'y avait pas eu de garde-robes. Je fis encore le taxis pendant un quart d'heure, je ne réussis pas davantage ; mais, trouvant les symptômes fonctionnels peu intenses, je remis au lendemain 9, à prendre une autre décision. Ce jour-là, il n'y avait pas eu encore de garderobe, le malade avait eu dans la nuit plusieurs vomissements non fécaloïdes, le pouls était à 110, la face était grippée.

Je procédai tout de suite à l'opération... La hernie était entéro-épiploïque, l'anse intestinale était longue, d'un rouge foncé, sans perforation ni eschares; le doigt porté au niveau de l'anneau inguinal interne n'a pas pu passer entre lui et l'intestin. C'est à grand'peine que j'ai pu conduire le bistouri falciforme d'A. Cooper, pour faire un premier, puis un second débridement, après lesquels la réduction a été faite. Le malade est mort de péritonite le quatrième jour, et, par les pièces qui ont été présentées à la Société anatomique par M. Wickam (Bulletin 1846,

p. 328), nous avons constaté l'existence de deux collets, l'un inférieur plus large, l'autre supérieur, très-étroit, dense, résistant, inextensible, qui correspondait à l'anneau inguinal interne, sur lequel j'avais eu à faire le débridement...

« *Seconde observation.* — Le 17 septembre 1856, le nommé V...... boulanger, âgé de 32 ans, est admis à l'hôpital Cochin. Il a depuis quatre ans une hernie inguino-scrotale gauche, mais il n'a porté de bandage que depuis six mois, et il assure que ce bandage n'empêchait pas la hernie de descendre, et l'empêchait seulement de prendre un volume considérable et gênant.

« Dans la soirée du 14 septembre, pendant qu'il était à travailler à son pétrin, la hernie est devenue, malgré la pelote, très-grosse et très-douloureuse. Il a ôté son bandage et a essayé de réduire, mais inutilement... Soixante-quatorze heures après le début des accidents, je trouve dans le côté gauche du scrotum une tumeur très-volumineuse, douloureuse à la pression, le ventre est ballonné et douloureux, il y a des hoquets. Le malade n'ayant pas vomi depuis son arrivée, je ne puis constater la nature des vomissements. Après quelques tentatives de taxis, peu prolongées à cause de l'ancienneté de l'étranglement, je procède tout de suite à l'opération... Je trouve une masse considérable d'épiploon et une anse intestinale longue de 20 centimètres, très-noire, mais chaude, non affaissée, non perforée. Je porte le doigt au niveau du pédicule où je trouve un contour extrêmement serré. Je veux essayer la dilatation forcée de ce contour avec le doigt indicateur ; je ne puis l'introduire, je passe avec précaution et très-difficilement, à cause de l'étroitesse de l'orifice, mon bistouri boutonné entre le collet du sac et l'épiploon, et je fais un premier, puis un second débridement. J'attire l'intestin et je constate un sillon, mais sans eschares ni perforation, au niveau de la partie qui a été serrée, et j'en opère la réduction... »

La thèse de M. Broca contient deux observations qui ont leur place à côté de celles qu'on vient de lire. M. Broca les intitule étranglements consécutifs. Ce sont pour lui des faits exceptionnels d'étranglements serrés succédant à la péritonite herniaire. Mais il avoue lui-même que la première « laisse à désirer sous plusieurs rapports, » et que, « le sac n'ayant pas été ouvert, l'état du contenu de la hernie n'a pu être constaté. » Quant à la seconde, les conditions dans lesquelles se trouvait cet homme, l'ancienneté, le volume de sa hernie, les symptômes qu'il a éprouvés à diverses reprises, enfin l'origine et la marche de l'affection qui l'a conduit à l'hôpital, tout annonce, dit-il, une inflammation herniaire. Mais nous avons déjà dit que des lésions inflammatoires ne pouvaient pas, à elles seules, produire une constriction très-étroite. Les faits en question conservent donc, à nos yeux, une valeur incontestable contre la doctrine de Malgaigne. Nous n'y voyons qu'une chose, un étranglement vrai, et très-serré, dans [des hernies anciennes et volumineuses. Voici les deux observations :

Obs. XXVI. (Obs. XVII de la thèse de M. Broca). — Philippe, 21 ans. Hernie inguinale depuis l'âge de 9 ans, toujours réductible, jamais maintenue. Efforts. La tumeur se gonfle, et devient douloureuse. Fièvre, agitation. Vomissements bilieux, accès de coliques. Taxis infructueux. Dès le deuxième jour, on se décide à l'opération. Incision de la peau et des couches fibreuses. Le sac est mis à nu ; on tente encore inutilement le taxis. Alors on incise l'aponévrose du grand oblique, à partir de l'anneau externe, dans toute la longueur du canal inguinal. « Cette section faite, la portion de hernie qui était resserrée par l'anneau et le canal inguinal acquit un volume presque aussi considérable que celle qui était en dessous. » On débride alors l'anneau abdominal et le crémaster. Le sac prit ensuite une expansion de plus en plus grande, à mesure quil se trouvait dégagé par ces débridements successifs. » Alors on réussit à réduire l'intestin sans ouvrir le sac. Il y eut encore un vomissement. Les selles se rétablirent 24 heures après. Guérison.

« Cette observation, ajoute M. Broca, laisse à désirer sous plusieurs rapports. Le sac n'ayant pas été ouvert, l'état du contenu de la hernie n'a pu être constaté. »

Obs. XXVII. (Obs. XVIII de la thèse de M. Broca). — Homme, 58 ans. Hernie scrotale datant de trente ans, abandonnée à elle-même pendant douze ans, puis maintenue pendant quelques années. Depuis onze ans, le malade a renoncé à l'usage du brayer. A diverses époques, accidents herniaires terminés par résolution. La hernie est restée irréductible. Le 27 novembre 1839, nausées et coliques : on réduit. Le 28, la hernie s'échappe de nouveau et ne peut rentrer. Elle est très-grosse ; coliques, nausées. Le 29, constipation, vomissements. Les accidents s'accroissent jusqu'au 2 décembre, le malade est porté à la Pitié.

Vomissements à odeur fécale, pouls lent et petit, peau froide, abdomen ballonné et indolent. Tumeur grosse comme le poing, longue de 7 pouces. Supérieurement, elle pénètre dans l'anneau qui est large d'environ un pouce, et qui cependant semble étreindre le pédicule de la hernie. Tentatives très-modérées de taxis ; elles sont inutiles.

Le 3 décembre, sixième jour après le début des accidents, Sanson pratique l'opération de la hernie étranglée. Le sac ne contient pas de sérosité, mais il offre quelques fausses membranes. On trouve d'abord une nappe d'épiploon d'un rouge foncé, puis une anse d'intestin longue de 8 pouces, flasque, comme carbonisée. *L'anneau est fortement appliqué sur le pédicule* de la hernie qu'il étreint.

On procède alors au débridement de l'anneau. *La striction est telle que les instruments ne passent qu'avec la plus grande difficulté.* On débride alors de trois lignes, puis de six ; en tout 9 lignes (2 centimètres) ; « à chaque débridement, les parties étranglées, mises en liberté, s'élargissent brusquement et suffisent à remplir l'anneau dilaté. » On excise d'abord l'épiploon. Puis on passe à l'intestin : « On attire dans le sac une partie de l'intestin abdominal, afin d'examiner le point où portait l'étranglement. Il est facilement reconnaissable, car *on dirait qu'une ligature fine et très-serrée a été directement appliquée sur l'intestin.* Il semble qu'au moindre attouchement ce dernier va se rompre à ce niveau. »

L'intestin paraissant gangrené, on l'incise ; il s'en échappe un flot de sang noir, visqueux et d'odeur gangréneuse. Le malade meurt le lendemain. Autopsie : on trouve un sac sans collet.

Enfin, en parcourant les recueils, nous avons pu nous convaincre que les étranglements serrés dans les hernies volumineuses et anciennes, ne sont pas aussi rares qu'on pourrait le croire. En voici quelques exemples :

Obs. XXVIII (Devouges, Soc. anat. 1856, p. 423). — Homme de 55 ans. Hernie inguinale droite. Il portait cette hernie depuis dix ans, et la maintenait mal, à l'aide d'un bandage qui la laissait souvent échapper. Les douleurs étaient alors très-vives, mais elles cessaient après la réduction, qui avait toujours été très-facile jusqu'ici, et que le malade pratiquait lui-même.

Le 14 septembre, La hernie est sortie depuis vingt-quatre heures, symptômes d'étranglement, tumeur grosse comme le poing; symptômes d'asphyxie commençante, sous l'influence d'une maladie du cœur très-avancée, qui empêche M. Huguier de songer à l'opération. Réduction partielle de la tumeur par le taxis; elle ressort dans la journée.

Le 15, nouvelle réduction partielle, nouvelle sortie.

Le 16, nouvelle réduction partielle. Continuation des accidents. Mort le 17.

Autopsie. — Aucune trace de péritonite, l'intestin est bleuâtre, très-congestionné, mais non gangrené; il contient une assez grande quantité de gaz et un peu de liquide fétide. L'anneau inguinal est très-large et incapable d'étrangler. Si on cherche, au contraire, à faire passer le petit doigt par l'intérieur du sac dans la cavité abdominale, c'est-à-dire à travers le collet, on trouve un obstacle invincible. *Ce collet est tellement rétréci, qu'il ne peut recevoir un manche de plume de volume ordinaire*, et qu'il est impossible de dégager l'intestin en exerçant de fortes tractions sur les deux bouts qui sont libres dans l'abdomen.

Obs. XXIX. — Hernie inguinale droite, deux fois étranglée, deux fois opérée; à dix-huit ans d'intervalle, chez une femme. (Paul, Soc. anat., 1858, p. 262.)

Femme de 50 ans. Hernie inguinale droite, que s'est étranglée déjà il y a dix-huit ans, et a été opérée par un chirurgien de Paris. Le bandage qui a toujours été porté depuis contenait mal la hernie, mais on la faisait rentrer facilement, et il n'en résulta aucune incommodité.

Le 11 mai 1858, la hernie ne put rentrer, et la malade fut prise presque aussitôt de vomissements répétés et se fit transporter à l'hôpital Necker. Taxis prolongé, sans succès.

La malade présente deux tumeurs que sépare une dépression formée par la cicatrice de la première opération. La plus interne a la grosseur d'une orange, l'autre celle d'une tête de fœtus.

Irréductibilité, vomissements, absence de selles, pouls petit et dur, 120 pulsations, état général adynamique. Nouveau taxis prolongé. M. Lenoir cherche, par une ponction avec un trocart explorateur, à donner issue aux gaz renfermés dans l'intestin pour faciliter la réduction. Il sort un peu de gaz et un peu d'une bouillie noirâtre, analogue à du marc de café et ayant l'odeur fécale. Une seconde ponction ne fait sortir que de la sérosité sanguinolente provenant du sac. Le taxis essayé de nouveau n'amène aucune amélioration; on se décide à l'opération le 12 mai.

Il sort du sac une grande quantité de sérosité sanguinolente en même temps que les vicères s'échappent par la plaie. La hernie est formée par une *masse énorme d'intestin* qui est distendue par des gaz. La surface externe de ces intestins est noire et dépolie en certains points. Il y a déjà gangrène de la couche superficielle, surtout dans la portion du sac la plus interne. Dans la cavité externe, la séreuse est seulement injectée poisseuse. L'orifice du sac se trouve en arrière, au niveau de l'étranglement qui fait former deux lobes à la hernie. *Les intestins y sont très-serrés et le doigt peut s'engager à peine dans l'anneau. On essaie de nouveau de réduire la hernie en tâchant de faire rentrer d'abord du gaz dans l'abdomen, et l'on n'y parvient pas. On débride en haut, puis en dehors, dans une étendue assez grande, et l'on peut enfin replacer les viscères dans l'abdomen.*

Dans la journée, les vomissements continuent et prennent un aspect noirâtre. Pas de selles, ventre ballonné, douloureux, surtout aux environs de la hernie. Pouls très-petit, 150. Mort à 8 heures du soir.

Autopsie. — La hernie est formée uniquement par de l'intestin grêle. Il y avait environ *le quart de cet intestin* dans le sac. *Sur plusieurs endroits de cette portion herniée, l'intestin porte les traces de l'étranglement ; mais c'est surtout sur le point du bout supérieur engagé dans le collet qu'il existe le plus grand resserrement, celui qui persiste après l'insufflation.* Un peu d'injection inflammatoire se voit sur la surface de presque tous les intestins.

M. Broca (séance de la société anatomique) se refuse à considérer ce fait comme un cas d'étranglement; pour lui, la hernie était *tout au plus enflammée.*

Obs. XXX. — Hernie inguinale étranglée, opérée avec succès chez une femme de plus de 100 ans. (Norris; The Lancet, in Gaz des hôp., 1850, p. 71.

E. G... est une vieille fille âgée de 109 ans. Elle sentit, *il y a vingt ans,* en faisant un effort, que quelque chose se rompait dans l'aîne; *elle ne porta jamais de bandage.*

Le 26 mars 1849, elle éprouve tous les signes de l'étranglement; le cas paraissait désespéré.

M. Norris pratique l'opération. Il ouvre le sac après l'avoir mis a découvert dans une aussi petite étendue que possible. A ce moment, il y eut quelque difficulté et par conséquent un peu de retard causé par *la striction extrême de l'étranglement*; mais une fois qu'on fut par-

venu à le diviser, la portion d'intestin herniée fut réduite aisément dans
l'abdomen.

La plaie se réunit par première intention. Le 6 avril, la santé est
parfaite.

Ces faits parlent d'eux-mêmes, et nous avons peine
à comprendre comment M. Broca peut nier l'étranglement en face de détails aussi explicites que ceux qui
sont notés dans l'observation XXIX. Quant à l'observation XXX, la striction extrême de l'étranglement y est
affirmée; et cependant ce n'est pas l'ancienneté de la
hernie qui manque, ni surtout l'âge de la malade.

En résumé, les observations qu'on vient de lire semblent démontrer ceci : il ne suffit pas de constater qu'une
hernie est volumineuse, ancienne, habituéllement réductible et mal contenue, pour en inférer que l'étranglement n'est pas à craindre.

Mais, comme on va le voir, les partisans de la doctrine ne s'en sont pas tenu là.

Observations de petites hernies considérées comme des pseudo-
étranglements.

Certaines hernies, qui s'écartent profondément du
type décrit par Malgaigne, ont été considérées par
quelques-uns de ses successeurs, comme des hernies
simplement enflammées.

Quelquefois, il s'agit d'une tumeur de petit volume,
telle qu'on n'en trouve pas d'exemple dans les mémoires
de Malgaigne. Mais les partisans de la péritonite herniaire s'inquiètent peu de ce détail : il leur reste l'ancienneté de la hernie, l'absence de contention, et quelques autres signes accessoires. Cependant, l'intestin
porte les traces d'un véritable étranglement.

Obs. XXXI (Bidard, Soc. anat., 1853, p. 224).

Femme de 44 ans, hôpital Saint-Louis, 4 juillet 1853.

Hernie inguinale gauche, datant de huit ans, jamais maintenue par un bandage.

4 juillet. Sans cause appréciable, elle devient tout à coup irréductible et très-douloureuse ; une demi-heure après il survient des vomissements.

Tumeur du volume d'un œuf de poule. Ventre météorisé, douloureux, nausées continuelles, vomissements bilieux fréquents, constipation.

Opération vingt-quatre heures après le début des accidents. A l'ouverture du sac, qui ne contient pas de liquide, l'intestin s'affaisse, et on le réduit sans débridement. Anse intestinale très-rouge à la partie inférieure, et de coloration normale vers le collet du sac.

Trois jours après l'opération, survient une péritonite. Mort le 10 juillet.

Autopsie. — Epanchement séro-purulent dans tout le péritoine ; une hernie dans l'abdomen, *portant l'empreinte d'un étranglement, resserrement circulaire noirâtre et qui se laisse déchirer à une faible traction. Le bout supérieur est très-distendu par des gaz, le bout inférieur est revenu sur lui-même.* Le péritoine qui forme le sac, présente, en guise de collet, une sorte de canal de plus d'un centimètre de longueur, permettant l'introduction du petit doigt, et dont la partie la plus extérieure est la plus étroite. L'examen de l'intestin rétréci après la mort, son affaissement subit après l'ouverture du sac, prouvent qu'il y a un étranglement, et que cet étranglement est dû à la distension du fond du sac qui a tiraillé le collet et l'a rétréci sous l'influence de la pression que lui faisait subir l'intestin rempli de gaz. C'est en rendant au collet sa position et son diamètre habituels, que l'ouverture du sac a permis la rentrée de l'anse herniée sans débridement.

M. Broca (Seance de la Société anatomique). « Les détails dans lesquels vient d'entrer M. Bidard sont un type de description d'inflammation herniaire. La tumeur date de huit ans, elle n'était pas maintenue réduite par un bandage ; on sait que ces seuls signes ont suffi dans un cas à M. Malgaigne, pour affirmer qu'il n'y avait pas d'étranglement. De plus, ici il n'y avait pas de collet, et les lésions de l'intestin sont le plus loin possible de l'anneau. On ouvre le sac, et l'intestin se réduit. »

Nous avouons que les commémoratifs ne nous suffisent pas, comme à Malgaigne et à M. Broca, pour nier l'étranglement, lorsqu'on trouve sur l'intestin « un resserement circulaire noirâtre et qui se laisse déchirer à une faible traction. » Quelle que soit la cause de l'étranglement, celui-ci nous paraît indéniable ; et nous comprenons assez bien le rôle que jouerait, au dire de l'auteur, la distension de l'intestin et du sac par les gaz.

Cherchons encore, et nous trouverons des faits où les signes du pseudo-étranglement sont encore moins accusés, des faits que Malgaigne n'aurait jamais revendiqués à l'appui de sa doctrine, et que ses partisans considèrent comme des exemples d'inflammation simple, bien que l'étranglement y soit décrit en termes précis.

OBS. XXXII. — Hernie inguinale étranglée. Complication d'étranglement interne. (Verneuil, Soc. anat., 1856, p. 332.)

Hernie inguinale gauche, maintenue habituellement par un bandage, mais incomplètement réduite.

Symptômes d'étranglements peu pressants.

Opération. — Sac très-large ; l'intestin ne peut être réduit après son ouverture ; on introduit le doigt profondément, l'anneau est si élevé que le bistouri ne peut y atteindre ; il est déchiré avec le doigt, et l'intestin réduit. Section de l'épiploon adhérent au collet.

Le cours des matières ne se rétablit pas. Mort dans la nuit.

Autopsie. — Pas de péritonite. L'anse intestinale n'est ni rompue, ni gangrenée, mais elle est entourée par un demi-anneau formé par l'épiploon qui, adhérent au collet du sac, forme une bride rénitente, partageant en deux portions la masse intestinale, en laissant un tiers à gauche et les deux tiers à droite. Ainsi, outre l'étranglement de la hernie par le collet du sac, il y avait gêne au cours des matières par la disposition pathologique de l'épiploon, et c'est dans cette dernière circonstance qu'il faut rechercher les causes de la mort.

M. VERNEUIL. « L'anneau étranglait, car ce n'est qu'après l'avoir déchiré que j'ai pu réduire l'anse herniée. Quant à la persistance de l'obstacle au cours des matières, elle s'explique par la bride épiploïque. »

M. BROCA. « Dans ce fait, il y a deux choses à considérer : la hernie et la bride épiploïque. Quelle a été la filiation des accidents ? On comprend très-bien que l'épiploon, venant se souder à l'anneau et brillant l'intestin, puisse donner lieu à une inflammation qui se propage jusqu'à la hernie... En tenant compte de toutes les circonstances de l'observation, je crois que la hernie était plutôt enflammée qu'étranglée; mais, comme je l'ai dit dans ma thèse, les hernies enflammées peuvent s'étrangler par le fait de leur inflammation (étranglement consécutif). »

En vérité, nous comprenons encore mieux que « l'épiploon, venant se souder à l'anneau et bridant l'intestin, » l'étrangle. Nous croyons aussi que « l'anneau étranglait, » comme le dit M. Verneuil.

N'oublions pas l'observation suivante, très-instructive en elle-même et par la discussion dont elle est suivie.

Obs. XXXIII. — *Hernie inguinale droite compliquée d'hydrocèle de la tunique vaginale. Opération. Mort.* (Dimey, Soc. anatom., 1848, p. 97.)

Homme de 25 ans, n'a jamais porté de brayer. Tumeur dans l'aine droite depuis plusieurs années. Lorsque, par ses progrès insensibles, elle devenait gênante par son propre poids, il l'ouvrait avec un canif, il s'en écoulait une certaine quantité de liquide, et le malade se trouvait très-bien jusqu'au moment où l'accroissement ultérieur de la tumeur le faisait recourir à la même opération, ce qu'il assure avoir fait plusieurs fois. Il y a quinze jours, symptômes d'étranglement. Une ponction a été faite, et une certaine quantité de sérosité s'est écoulée. Depuis ce temps, symptômes de plus en plus graves, constipation, vomissements, etc. Tumeur considérable, qui, du fond du scrotum, remonte jusque dans le canal inguinal.

Diagnostic de M. Lenoir : hernie étranglée, compliquée d'hydrocèle.

Opération : Incision des téguments; ponction, puis incision de la tunique vaginale, issue de sérosité. Mise à nu du sac herniaire, situé au-dessus de la vaginale. Ouverture du sac; on aperçoit dans le canal inguinal et tout près de son orifice abdominal une petite tumeur noire, hémisphérique, molle et fluctuante sous le doigt, et évidemment formée par une anse intestinale incomplètement engagée dans l'anneau abdominal.

Le chirurgien reconnut, avec le doigt, que cette anse intestinale était fortement serrée par une bride résistante, épaisse et inextensible, située en dehors et en avant, et il fut impossible de réduire la tumeur. Après débridement, on repoussa doucement l'intestin derrière l'anneau. Une minute s'était à peine écoulée, que des gaz s'échappèrent en bouillonnant et en grande quantité par le canal inguinal.

Quelques selles. Ballonnement et douleurs abdominales. Mort le quatrième jour.

Autopsie. Péritonite générale. *L'anse herniée offre une perte de substance qui, lorsque l'intestin est étalé sur une table, a l'étendue d'une pièce de 1 franc*. Détachant le sac herniaire des parties sous-jacentes, on trouve que *le collet forme à sa surface interne un anneau dur et résistant, de deux à trois millimètres d'épaisseur et d'une longueur à peu près égale*.

M. DEVILLE fait observer que ce fait vient complètement à l'appui des opinions de M. Malgaigne : on n'avait pas affaire, en effet, à un étranglement, puisque les accidents avaient quinze jours de durée; c'était au contraire, une de ces péritonites du sac qui font rejeter l'opération, si l'on ne veut avoir à lutter contre une péritonite générale.

Pour M. CAUDMONT comme pour M. Deville, la péritonite du sac est évidente; mais il faudrait savoir si elle est primitive, ou si, au contraire, elle n'est point consécutive à la rupture de l'intestin.

Ce que j'ai cherché à établir, ajoute M. Deville, c'est qu'il ne s'agit point ici d'une hernie étranglée : car l'ancienneté de la maladie (quinze jours) suffit pour faire rejeter l'étranglement, et par suite la gangrène de l'intestin. Quant à la solution de continuité que l'on constate sur ce dernier, elle est évidemment due à une rupture.

Ainsi, voilà un malade qui présente depuis plusieurs années une hydrocèle, qu'il ponctionne lui-même de temps à autre, et qui se reproduit. Un jour, il est pris de symptômes d'étranglement ; une hernie, indépendante de l'hydrocèle, s'est produite au-dessus d'elle ; elle est très-petite, il n'y a pas d'épiploon, le contour fibreux est très-dense, très-serré, large de 2 millimètres, l'intestin est perforé ; et M. Deville conclut qu'il n'y a pas d'étranglement! et il trouve que ce fait vient à l'appui des opinions de Malgaigne! Où donc sont les signes attribués par Malgaigne à l'inflammation simple? Est-ce ancienneté de la tumeur? Mais c'est l'hydrocèle qu'il est ancienne; rien dans l'observation ne prouve que la hernie remonte à plus de 15 jours. Son volume? C'est l'hydrocèle qui est volumineuse; l'anse intestinale n'est même pas complète. La lenteur des accidents (15 jours)? On ne saurait sérieusement opposer ce fait à la constriction dûment constatée et à la perforation de l'intestin.

Dispositions exceptionnelles.

Non-seulement il y a des étranglements vrais, quelquefois très-serrés, par l'anneau ou par le collet du sac, dans des hernies volumineuses, anciennes et mal contenues, mais on trouve aussi des dispositions exceptionnelles, brides fibreuses, cordes épiploïques, formes insolites du sac herniaire, qui font subir à l'intestin des constrictions plus ou moins graves, dans des cas où, sur la foi de Malgaigne, l'étranglement n'était pas à craindre.

Les faits de cet ordre ne rentrent pas absolument dans notre sujet; car Malgaigne et ses partisans n'ont jamais nié qu'une disposition exceptionnelle du sac pût induire en erreur et produire un étranglement là où ils ne l'avaient pas prévu. Nous croyons utile, néanmoins, de signaler ces faits et d'en rapporter en abrégé quelques exemples, afin d'établir une fois de plus qu'en présence d'une hernie de Malgaigne, on aurait tort de se croire à l'abri du danger et de nier l'étranglement de parti pris.

Obs. XXXIV. — Entérocèle énorme simulant l'étranglement. Mort. Nul étranglement. Péritonite suppurative de la hernie. (Obs. XV du mémoire de Malgaigne, Archives, 1841.)

Hernie inguinale très-volumineuse, datant de trois ans, et habituellement sortie, chez un vieillard de 79 ans. Après un excès de table, elle

se tuméfie peu à peu le 18 juillet 1840; quelques douleurs abdominales, constipation, *vomissements fécaloïdes*, affaissement général;
mort le 21. — Autopsie : anneau large, anse très-étendue de l'iléon,
avec la presque totalité du cæcum, épaissis, rouge brunâtre, ramassés
en bloc et réunis par des fausses membranes; quantité énorme de
liquide séro-purulent et fétide dans le sac. Péritoine abdominal entiè-
rement sain.

Obs. XXXV. — Hernie scrotale volumineuse étranglée dans l'intérieur
du sac par une bride membraneuse. Symptômes douteux d'étranglement. Mort. (Luther Holden, Archives, 1847, p. 98.)

Hernie ancienne, volumineuse, irréductible, non contenue. Tumeur
grosse comme une tête de fœtus à terme, constipation, etc. — Autopsie :
Anneaux inguinaux externe et interne parfaitement libres. Le sac herniaire renferme le cæcum, l'arc du côlon, le grand épiploon, une partie
du mésocôlon, et une assez grande partie de l'intestin grêle. L'étranglement est produit par une bride membraneuse, qui s'étend de la
partie postérieure du collet du sac au mésocôlon. C'est au-dessous de
cette bride que l'intestin grêle a passé, et s'est étranglé. Quant au gros
intestin, qui est situé au-devant de la bride, il n'en a éprouvé aucune
atteinte et ne présente aucun étranglement. (*London Med. Gaz.*,
juin, 1846).

Obs. XXXVI (Bourillon, service de Démarquay, Gaz. des hôp., 1860,
p. 558).

Homme de 63 ans, affecté depuis l'âge de 8 ou 10 ans d'une hernie
inguinale. N'a jamais porté de bandage. Deux ou trois fois par mois elle
se reproduisait, et rentrait d'elle-même par la seule position horizontale.

Symptômes d'étranglement. Tumeur du volume d'une tête de fœtus à
terme.

Kélotomie. L'anneau est très-large; aucun étranglement au collet du
sac. Mais l'intestin est embrassé étroitement par une bride en forme de
corde, de la grosseur du petit doigt, qui l'environne complétement
comme le ferait une ligature. Tout ce qui est au-dessous, et c'est la
presque totalité de la tumeur, présente un aspect gangréneux; la portion d'intestin située au-dessus est parfaitement normale. — Section de
la bride, résection de l'épiploon; établissement d'un anus contre nature. Mort de péritonite.

Obs. XXXVII (Soc. anat., 1862, p. 36).

Nélaton, dans une leçon clinique recueillie par M. Gillette, rapporte
en abrégé le fait suivant : hernie inguinale, volumineuse, chez une
femme âgée ; signes d'étranglement. On ne trouve à l'incision que de
l'épiploon, formant une masse globuleuse, et pas trace d'intestin. Mais,
en incisant la masse épiploïque, on trouve à son centre une anse intestinale entourée de tous côtés ; véritable sac épiploïque ; incision du collet
épiploïque, guérison.

Obs. XXXVIII. — Entérocèle inguinale droite volumineuse étranglée.
Réduction par le taxis. Persistance des phénomènes d'étranglement.
Opération. Section d'une bride. Continuation des symptômes d'étran-
glement. Mort (1).

Homme de 52 ans. Hernie datant de 25 ans, jamais maintenue.
Symptômes d'étranglement. Réduction par le taxis.
Aggravation des symptômes. Kélotomie, par M. Gosselin : l'étranglement était dû à une bride fibreuse se portant d'une paroi du sac à
l'autre.
Symptômes de péritonite ; mort.
Autopsie. L'intestin grêle présente un rétrécissement qui permet à
peine l'introduction d'une sonde. Ce rétrécissement est dû à une constriction attestée par la destruction de la muqueuse, l'épaississement et
l'inextensibilité des autres tuniques.

Tous ces faits peuvent se résumer ainsi : hernies
volumineuses, anciennes, etc., dans lesquelles l'événement démontre un étranglement véritable, avec toutes
ses conséquences, produit par une disposition exceptionnelle du sac.

Seule, l'observation XXXIV peut sembler d'une inter-
prétation plus obscure. Si nous l'avons citée, c'est que
M. Gosselin en parle dans les termes suivants (2) : « Sans
doute il existait une péritonite herniaire, mais n'exis-
tait-il que cela ? C'est encore là un cas de hernie excep-

(1) E. Nicaise. Des lésions de l'intestin dans les hernies, 1866.
(2) Leçons sur les hernies, p. 87.

tionnelle. Est-ce que cette fusion des intestins entre eux dans l'intérieur du sac n'a pas pu amener quelque chose d'analogue au volvulus? Ainsi se trouveraient expliqués l'absence de gardes-robes, et les vomissements fécaloïdes. » Sans aucun doute les vomissements fécaloides impliquent l'étranglement. Si l'on n'avait noté que de la constipation, peut-être aurait-on le droit de supposer qu'elle n'était pas absolue et de l'attribuer à la péritonite herniaire. Mais une constipation qui s'accompagne de vomissements fécaloïdes, c'est bien la preuve d'une occlusion intestinale. Et, s'il est vrai que l'anneau fût trop large pour comprimer l'intestin et interrompre le cours des matières, il faut chercher dans les conditions anatomiques de la hernie quelque autre explication de l'étranglement.

CHAPITRE III.

Conclusion.

Afin de résumer ce travail et d'en tirer quelques déductions, nous chercherons d'abord à définir l'étranglement. Puis nous dirons en peu de mots comment nous comprenons les rapports qui l'unissent à la péritonite herniaire. Enfin, nous examinerons si la thérapeutique des hernies irréductibles peut tirer quelque parti des notions précédentes.

DÉFINITION DE L'ÉTRANGLEMENT.

M. Gosselin avait dit dans sa thèse d'agrégation (1) :

(1) Gosselin. De l'étranglement dans les hernies. Thèse d'agrégation, 1844.

« Il y a étranglement dans une hernie, lorsque les viscères éprouvent une constriction qui gêne la circulation du sang, celle des matières intestinales, et s'oppose à la rentrée des viscères dans le ventre. » Plus tard, afin de répondre à Malgaigne, qui disait enflammées toutes les hernies dont le taxis triomphait, il écrivit dans ses Leçons sur les hernies (p. 98) : « L'étranglement des entérocèles et des entéro-épiplocèles est la constriction *plus ou moins forte* de l'intestin dans un trajet herniaire, constriction qui gêne la circulation sanguine, arrête le cours des matières intestinales, apporte un obstacle *invincible ou passager* à la réduction, et semble menacer, si elle persiste, de se terminer par une perforation ou une gangrène. »

Il nous semble que l'étranglement compromet la vie par deux ordres de phénomènes très-distincts : la rétention des matières et la blessure de l'intestin (nous laissons de côté, sans en nier l'importance, la compression des nerfs sympathiques). Or, les effets de la rétention des matières (troubles digestifs, septicémie intestinale), suffisent à rendre l'étranglement mortel, sans qu'il y ait perforation ni péritonite consécutive. Si l'étranglement est levé dans un bref délai, la paroi étant restée parfaitement saine, l'étranglement n'en a pas moins été, par la rétention des matières, une maladie sérieuse et pressante. Et puisqu'un resserrement léger, tout d'abord inoffensif pour l'intestin, suffit à produire cette rétention, et à la prolonger indéfiniment si la main du chirurgien n'intervient pas, il y aurait erreur grave à n'appeler étranglements que les constrictions étroites et rebelles au taxis ; ce serait oublier tout un côté de la question.

En somme, pour qu'il y ait étranglement herniaire, il faut et *il suffit que les viscères subissent une pression capable d'interrompre d'une manière absolue, temporaire ou permanente, le cours des matières.* L'intestin est d'ailleurs plus ou moins serré, et les effets de la *constriction* (inflammation, perforation, gangrène), s'ajoutent plus ou moins rapidement à ceux de l'*occlusion.*

Sachant ce qu'est l'étranglement, nous pouvons nous demander quel en est le mécanisme.

M. Gosselin (p. 127) accepte, avec quelques réserves, la théorie d'O'Béirn et de Guyton, appuyée sur l'*expérience de la carte* (O'Beirn). Pour lui, l'étranglement est un véritable *engouement gazeux.* Bien loin de là, M. Broca (p. 19, 22) traite sévèrement les expériences d'O'Beirn, et considère l'accumulation des gaz dans la hernie, non comme la cause de l'étranglement, mais comme le résultat de l'inflammation. Et pour prouver que cette accumulation est consécutive, il s'exprime ainsi : « Ce qui serait vraiment surprenant, ce qui ne pourrait être admis que sur des preuves multipliées ce serait l'irréductibilité d'une hernie résultant primitivement et exclusivement d'un engouement gazeux ou liquide; ce serait là distension considérable et permanente d'une anse intestinale *qui communique librement avec la cavité abdominale,* et qui renferme seulement des matières fluides. » Mais il est clair qu'une anse d'intestin, par cela même qu'elle renferme des gaz *accumulés,* ne communique pas librement avec l'abdomen. On se rappelle que, dans l'analyse de l'observation VIII, nous nous fondions justement sur la distension de l'anse herniée par les gaz pour affirmer que la communication avec l'abdomen n'était pas libre, que la lumière de l'intestin était effacée au niveau du pédicule, en un mot, qu'il y avait étranglement. Du moment que le contenu de l'intestin (à moins de supposer un engouement solide) ne rentre pas dans l'abdomen sous l'influence des pressions ou en vertu de son poids spécifique, c'est que le pédicule est obstrué par l'adossement des parois intestinales. Sans cette condition, il n'y aurait ni occlusion, ni constipation, ni, par suite, étranglement.

On pourrait aussi répondre à M. Broca : ce qui serait surprenant, ce serait l'irréductibilité par gonflement inflammatoire des tuniques intestinales, sans que la lumière de l'intestin fût effacée au niveau du pédicule; car on pourrait alors l'effacer par le taxis, diminuer ainsi le volume du pédicule et réduire la hernie.

B. Anger, dans sa thèse inaugurale, n'est pas plus que nous partisan de l'irréductibilité par inflammation simple. « Est-il possible, dit-il, d'admettre qu'il y ait engouement et inflammation sans étranglement ? Nous ne le pensons pas..., et l'étranglement, léger il est vrai dans ces cas, devait être la conséquence nécessaire de la tuméfaction inflammatoire. » Puis, étudiant les causes de l'étranglement, il rejette avec raison, selon nous, l'étranglement de *dehors en dedans*, c'est-à-dire, par le resserrement actif de l'anneau ou par la contraction des muscles de l'abdomen, et il admet l'étranglement de *dedans en dehors*, dont les conditions seraient les suivantes : 1° distension gazeuse; 2° engouement liquide; 3° congestion des parois ; 4° œdème des parois; 5° inflammation ; 6° sortie d'un autre organe. Il juge comme

______

(1) B. Anger. De l'étranglement intestinal, 1865.

nous les observations de Malgaigne, notamment celle où l'étonnement de M. E. Cloquet et des élèves du service joue un si grand rôle (obs. XII). Mais pourquoi n'admet-il que la distension gazeuse consécutive, et pourquoi rejette-t-il la distension primitive, l'engouement gazeux d'O'Beirn et de M. Gosselin? Il oublie que souvent l'étranglement se produit par le fait même que l'intestin traverse l'anneau dans certaines conditions; il oublie, en un mot, l'*irréductibilité immédiate*, sur laquelle nous avons plusieurs fois insisté.

En résumé, sans avoir la prétention de posséder toute la vérité, sur une question où la plupart de nos maîtres gardent une prudente réserve, nous croyons que les lignes suivantes expriment de la façon la plus exacte l'état de nos connaissances sur le mécanisme de l'étranglement herniaire :

L'étranglement est *primitif* ou *consécutif*. Primitif, il peut se produire par les deux procédés suivants :

a. La hernie sort un jour, sous l'influence d'un effort, plus volumineuse que de coutume, soit qu'une nouvelle quantité d'épiploon s'y ajoute, soit que l'anse intestinale se trouve plus longue, ou que deux anses soient descendues à la fois. On comprend alors que l'anneau, dilaté brusquement, revienne sur lui-même par son élasticité, et, reprenant ses dimensions premières, comprime l'intestin au point de l'oblitérer. Mais cette explication n'est valable que pour les collets doués d'une certaine souplesse. M. Gosselin fait remarquer (p. 127) que la rigidité du collet du sac et des anneaux fibreux accidentels rend souvent cette explication insuffisante. Aussi faut-il, pour ces derniers cas, en chercher une autre.

b. Un courant de gaz étant brusquement poussé dans l'anse intestinale au moment de sa sortie, par la contraction du diaphragme et des muscles abdominaux, l'anse vient s'appliquer, par le fait même de sa distension, sur le contour de l'anneau fibreux et s'étrangle ; les choses se passent absolument comme dans l'expérience de la carte (Gosselin, p. 128). C'est en vain que nous cherchons une explication meilleure de l'irréductibilité primitive.

Pour l'étranglement consécutif, une première condition est nécessaire, comme nous l'avons dit : c'est l'adossement des parois intestinales au niveau de l'orifice fibreux.

Supposons une anse intestinale sortie et réductible. Si l'orifice est assez large pour ne pas effacer la lumière de l'intestin, malgré le gonflement inflammatoire des tuniques, les gaz développés par la phlegmasie ne s'accumuleront pas ; des pressions pourront toujours les refouler dans l'abdomen, et diminuer assez le volume de la hernie pour opérer la réduction ; les matières pourront aussi franchir le collet ; l'étranglement n'aura pas lieu. Supposons, au contraire, les parois adossées au niveau de l'orifice. L'anse intestinale subit, de la part du contour fibreux, immédiatement ou par l'intermédiaire d'une masse épiploïque, une pression aussi faible qu'on voudra, mais néanmoins suffisante pour l'oblitérer. Qu'une péritonite herniaire se développe dans ces conditions, à la suite d'un excès de table, d'une fatigue, deux faits se produiront vraisemblablement : le développement des gaz, l'épaississement des parois. L'intestin tuméfié sera de plus en plus à l'étroit ; les gaz retenus le rempliront peu à peu ; l'étranglement sera

Richelot.   6

constitué. Plus la tension gazeuse augmentera, plus l'intestin s'appliquera étroitement sur le contour fibreux, comme dans l'expérience de la carte. Que le taxis intervienne alors, les pressions exercées par le chirurgien agiront dans le même sens, en exagérant la tension, et cela d'autant mieux que le pédicule aura plus d'épaisseur et moins de souplesse. Mais, si l'épaississement est peu marqué, si l'inflammation est à son début ou à son déclin, les parois intestinales céderont sous l'effort, et les gaz traverseront l'orifice, toujours comme dans l'expérience de la carte (Gosselin, p. 129). Aussitôt l'intestin sera réduit, les conditions étant redevenues ce qu'elles étaient avant le développement des gaz et l'épaississement des tuniques.

Les explications qui précèdent s'appliquent à trois formes principales de hernies irréductibles : 1° aux étranglements des petites hernies. Celles-ci ont des collets étroits, inextensibles, et ne descendent que sous l'impulsion d'un violent effort : l'engouement gazeux primitif (b) est le seul mécanisme qui puisse nous en rendre compte ; 2° aux étranglements primitifs des grosses hernies, qui, sous l'influence d'un effort, descendent un jour plus volumineuses que coutume. On peut aussi les expliquer par l'engouement gazeux ; mais rien n'empêche de leur appliquer le premier mécanisme (a), ayant pour condition l'élasticité du contour fibreux ; 3° enfin aux étranglements consécutifs. Ils ne surviennent guère que dans les grosses hernies, et sont en général peu serrés (pseudo-étranglements de Malgaigne). C'est qu'ils ont pour condition la sortie préalable d'une anse d'intestin, tout d'abord réductible : or, les hernies qui peuvent sortir sans s'étrangler immédiatement, sont des hernies anciennes à larges collets.

On trouverait difficilement, parmi les observations que nous avons citées, un seul fait qui échappe aux explications précédentes. En tous cas, il nous semble impossible de leur préférer *l'inflammation simple*, terme vague, assertion sans preuve, et qui tombe d'elle-même devant l'analyse exacte des conditions anatomo-physiologiques auxquelles les hernies sont soumises.

RAPPORTS DE L'ETRANGLEMENT ET DE LA PÉRITONITE HERNIAIRE.

Après l'examen des faits auquel nous nous sommes livré, quelques mots suffiront pour établir ces rapports. Nous les formulons dans les quatre propositions suivantes :

1° Il y a des étranglements avec péritonite herniaire consécutive ;

2° Il y a des péritonites herniaires avec étranglement consécutif ;

3° Il y a des péritonites herniaires sans étranglement ;

2° Il n'y a pas de pseudo-étranglements.

DÉDUCTIONS THÉRAPEUTIQUES.

Ainsi, les hernies irréductibles ne peuvent être divisées, comme l'avait cru Malgaigne, en deux classes parfaitement distinctes. La réduction prompte est seule de mise pour les petites hernies ; mais la temporisation est loin de convenir en tous cas aux hernies volumineuses. Parmi ces dernières, il en est qui se réduiront d'elles-mêmes ou par des moyens palliatifs ; il en est d'autres qui, livrées à elles-mêmes, donneront lieu à de graves mécomptes.

Mais, comment se prémunir contre l'erreur ? Sur quel signe se guider pour intervenir ?

En nous fondant sur les faits que nous avons personnellement observés, nous dirions volontiers que la temporisation est applicable aux hernies d'un volume excessif, dépassant celui des deux poings réunis. Ainsi, dans le cas de Pierre Berger (obs. XVI), dans celui de Firmin Jude (obs. XVII), le traitement qui fut appliqué et suivi de succès nous paraît juste. C'est surtout dans de semblables hernies qu'on a le droit de compter sur l'absence du collet, sur la largeur de l'anneau, conditions qui éloignent l'idée d'un étranglement très-étroit, à moins de dispositions exceptionnelles qu'il serait impossible de prévoir. Il est donc vraisemblable que l'immobilité du malade, la position élevée des bourses, les applications émollientes, suffiront pour obtenir la réduction. Encore faut-il que des symptômes pressants, un état général grave, ne viennent pas changer le pronostic. On doit accepter, d'ailleurs, l'influence de la marche de l'inflammation sur le degré de l'irréductibilité, et, si on pratique le taxis, ne le faire qu'au début des accidents ou au déclin de la phlegmasie, suivant un précepte donné par M. Broca dans sa thèse : taxis précoce, expectation pendant la période d'état, taxis consécutif.

Non pas qu'il faille craindre absolument que l'intestin, en rentrant dans l'abdomen, y répande une péritonite jusque-là localisée dans le sac. Une hernie de

volume excessif n'est pas toujours une hernie enflammée, et, dans les faits que nous avons cités (obs. XVI et
XVII), il fallait être bien décidément partisan de Malgaigne, pour affirmer l'existence de l'inflammation herniaire. Ce n'est donc pas, le plus souvent, pour éviter
une péritonite générale qu'on devra temporiser dans
un cas de ce genre, mais bien parce que la temporisation suffit pour amener, au bout de trois à huit jours,
la réduction spontanée, et parce que le taxis, à supposer qu'il ne réussisse pas, ne peut être que nuisible
en développant la phlegmasie. D'autre part, l'expérience a prouvé que l'opération réussit peu dans ces
grosses hernies. Tout se réunit donc pour commander
l'abstention.

La tumeur offre-t-elle des dimensions plus modérées, le volume du poing, par exemple? C'est alors
surtout que nous ne croyons pas aux bienfaits de la
temporisation; car des étranglements serrés peuvent
se cacher sous les signes rationnels qui, au dire de
Malgaigne, excluent l'étranglement. Il faut donc considérer ces hernies comme étranglées, et se conduire en
conséquence.

Les applications émollientes, l'élévation des bourses,
sont des moyens peu sûrs qui ne sauraient être adoptés
comme pratique générale. Il faut y avoir d'autant
moins de confiance, que les signes de la péritonite herniaire sont plus évidents. C'est alors, en effet, qu'il y
a imprudence à compter sur une prétendue période de
défervescence, après laquelle l'intestin redeviendra réductible. La hernie est étranglée, qu'on ne l'oublie pas,
et les lésions des parois intestinales font sans cesse des
progrès. Et, comme il est impossible de juger du de-

gré de l'étranglement, même en tenant compte des
symptômes fonctionnels, on peut dire avec M. Gosselin (1) : « Une anse intestinale étant sortie de l'abdomen, il faut l'y faire rentrer le plus rapidement possible aussitôt qu'on est appelé auprès du malade, et cela
par le taxis ou par l'opération. » Si nous faisons une réserve pour les hernies de volume excessif, dont nous
parlions tout à l'heure, et si nous évitons de conclure
de ce précepte à l'utilité du taxis forcé, comme le faisait M. Gosselin à cette époque , la règle de conduite
que nous venons d'indiquer nous paraît le plus souvent applicable.

Si on objectait que l'opération réussit peu dans les
grosses hernies, et qu'il est dangereux de réduire une
anse très-longue et enflammée, nous répondrions que
ces hernies modérément volumineuses nous semblent
beaucoup plus graves que les hernies de volume excessif, et que, par suite, les opérer, c'est bien souvent
recourir à la seule chance de salut qui reste.

Si, d'ailleurs, la phlegmasie de l'anse herniée, constatée pendant l'opération , paraissait rendre la réduction trop dangereuse, ne pourrait-on pas songer à
la kélotomie sans réduction (2) ? C'est une pratique nouvelle qu'on a donnée comme applicable à tous les cas, et
sur laquelle nous n'avons pas d'opinion arrêtée, bien
que nous ayons vu guérir, à l'hôpital Lariboisière, une
hernie ainsi traitée. Ce serait toujours une dernière
ressource pour certains cas embarrassants.

Telles sont les seules déductions thérapeutiques que

(1) Gosselin. Leçon faite à l'hôpital Cochin, J. du progrès des sc. méd.,
1859.

(2) Marc Girard, De la kélotomie sans réduction, 1868.

nous voulions tirer de ce travail. Il nous reste encore plus d'une incertitude. Quelle limite établir, par exemple, entre les grosses et les très-grosses hernies, que nous avons cherché à séparer tout à l'heure? Et ne faut-il pas tenir compte de la région où la hernie se présente, pour calculer la gravité probable de l'étranglement et les chances de succès de l'opération? Ce dernier point, et bien d'autres encore, nous auraient demandé de longs développements, quelques hypothèses, et ne pouvaient, par suite, nous arrêter.

TABLE DES MATIÈRES.

A. PARENT, imprimeur de la Faculté de Médecine, rue Mr-le-Prince, 31